KB275079

알고리즘,
당신의 체중을
설계하다

알고리즘, 당신의 체중을 설계하다

나를 살찌게 만드는

디지털 습관의 비밀과 통제 전략

박승준 지음

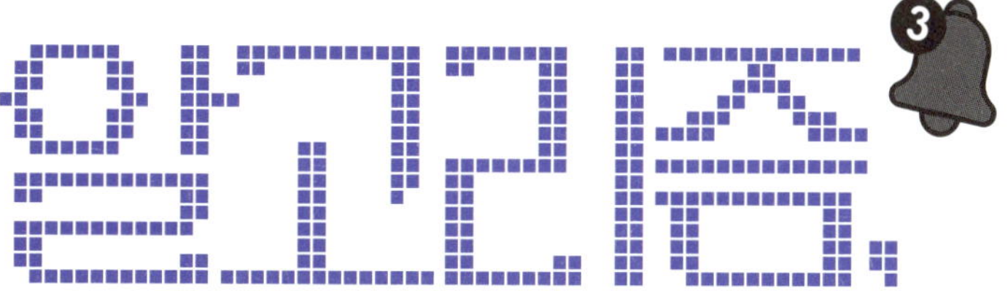

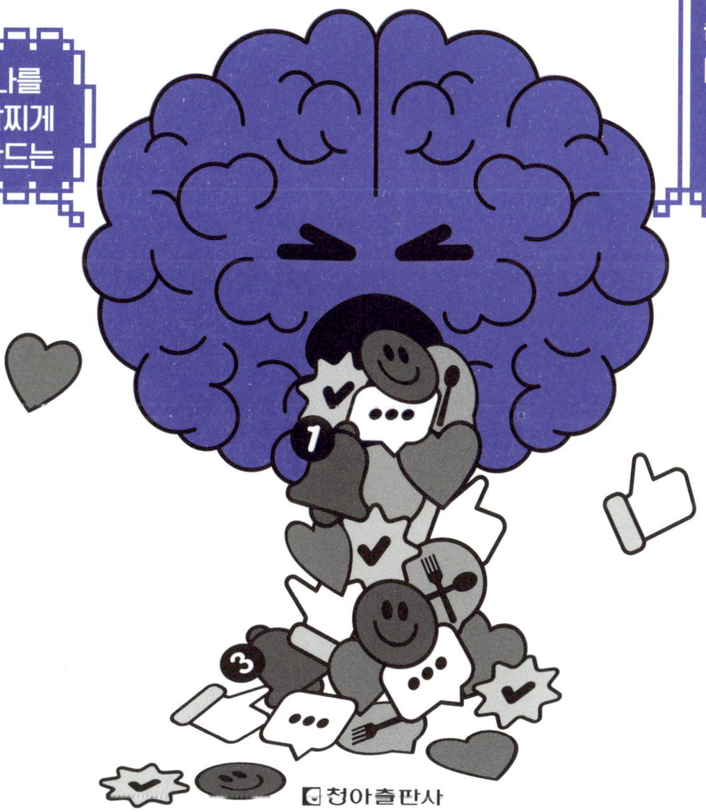

청아출판사

목차

내가 살찌는 건 알고리즘 때문인가?

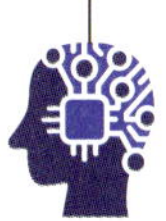

고단한 하루를 마친 김 대리는 밤 10시가 넘어서야 지친 몸을 이끌고 겨우 집에 들어왔다. 회사에서 동료들과 저녁으로 분명히 짜장면을 시켜 먹었는데도, 왠지 모르게 속이 허전했다. 냉장고 문을 열어봐도 딱히 먹을 만한 게 없다 싶던 그때, 스마트폰 알림이 울렸다. "오늘 주문하면 치킨 5천 원 할인 쿠폰 증정!"

이게 웬 횡재인가 싶어 망설일 틈도 없이 배달 앱을 켠 김 대리는 불과 5초 만에 결제까지 마쳤다. 물론 치킨이라면 빠질 수 없는 맥주도 함께였다. '치킨이 도착할 때까지 잠깐 TV나 볼까?' 넷플릭스를 열었더니 마침 기다리고 있던 요즘 가장 핫한 드라마의 새 시즌 에피소드가 6편이나 올라와 있었다.

정신없이 드라마에 빠져 있던 그때, 치킨이 도착했다는 알림이 떴다. 김 대리는 식탁으로 가지 않고 그대로 소파에 앉아 치킨 포장을 뜯었다. 드라마에 몰두한 채 먹다 보니 어느새 치킨 한 마리는 흔적도 없이 사라졌고, 맥주 캔도 비어 버렸다. 하지만 드라마가 너무 재미있어서 도저히 멈출 수가 없었다. 결국 김 대리는 새벽 3시가 다 되도록 드라마를 정주행하고 말았다.

회사에서 졸지 않으려면 지금이라도 자야 할 것 같아 억지로 잠을 청해 보려 했지만 좀처럼 잠이 오지 않았다. 몇 시간을 뒤척이며 자는 둥 마는 둥 하던 김 대리는 아침 알람 소리에 화들짝 놀라 일어났다. 오늘은 중요한 회의가 있는 날. 발표까지 해야 한다는 생각에 스트레스가 몰려왔다. 어젯밤 먹은 치킨과 맥주 때문인지 속은 영 더부룩했다. 드라마를 보느라 잠도 제대로 못 자서 몸은 한없이 무거웠다.

또다시 후회가 밀려왔다. '아, 내일부터는 이러지 말아야지!'

김 대리의 행동 뒤에 숨겨진 뇌과학과 디지털 설계

혹시, 김 대리의 이야기가 당신의 이야기처럼 들리지 않았는가? 그런데 여기서 궁금한 점이 있다. 그날 밤 김 대리는 왜 저녁을 먹었는데도 치킨을 시키고 말았을까? 다음 날 중요한 회의가 있는데도 넷플릭스 드라마를 정주행한 건 왜일까?

   알고리즘, 당신의 체중을 설계하다

이에 대한 답은 우리의 뇌가 보상에 어떻게 반응하는지 그리고 디지털 서비스가 이 반응을 얼마나 정교하게 설계하여 우리의 행동을 유도하는지 살펴보면 명확해진다.

첫째, 김 대리가 짜장면을 먹고도 느낀 허전함은 신체적 배고픔이 아니라, 하루의 피로와 스트레스로 인한 정서적 허기였을 가능성이 크다. 스트레스 상황에서 우리 뇌는 즉각적인 위안과 보상을 찾으려는 경향이 강해진다. 이때 치킨이나 짜장면 같은 고열량·고지방 음식은 뇌의 보상 회로*를 자극하여 도파민**을 분비시키고, 이 도파민은 일시적인 만족감과 즐거움을 준다. 김 대리는 자신도 모르게 스트레스 해소를 위해 뇌가 원하는 가장 빠르고 확실한 보상인 음식을 떠올린 것이다.

둘째, 김 대리의 허전함을 파고든 "오늘 주문하면 치킨 5천 원 할인 쿠폰 증정!"이라는 스마트폰 알림은 디지털 알고리즘의 정교한 설계가 낳은 결과이다. "딩동!" 하고 울리는 알림은 김 대리의 지친 뇌에 행동을 시작하라고 신호를 보내는 방아쇠 역할을 한다. 알고리즘은 사용자 데이터와 패턴을 분석하여 사용자가 가장 취약해진 순간을 포착해 알림을 보낸다. "오늘"이라는 단어와 "5천 원 할인

---

* 뇌에서 기분 좋은 감정을 느끼게 하여 특정 행동을 반복하도록 유도하는 신경 시스템.

** 뇌에서 분비되는 신경 전달 물질로, 우리가 기쁨과 즐거움, 쾌감을 느낄 때 분비되어 특정 행동을 반복하도록 동기를 부여함.

쿠폰"이라는 파격적인 제안은 '이 기회를 놓치면 손해'라는 심리를 자극해 즉각적인 결정을 내리도록 유도한다. 배달 앱은 간편 결제 시스템으로 돈을 쓰는 행위의 심리적 장벽을 낮춘다. 김 대리가 5초 만에 결제를 마칠 수 있었던 것도 이 때문이다.

셋째, 치킨을 먹으며 새벽까지 드라마를 본 것은 넷플릭스의 중독적 설계와 우리 뇌의 가변적 보상 시스템*이 완벽하게 결합한 결과이다. 다음 에피소드에서 어떤 흥미진진한 이야기가 펼쳐질지 모른다는 기대감 자체가 뇌의 도파민 시스템을 강력하게 자극한다. 또한 에피소드가 끝나자마자 다음 편이 자동으로 재생되는 '자동 재생' 기능은 사용자가 시청을 멈추기 위해서는 추가적인 노력을 해야만 하는 환경을 만든다. 사람들은 현재 상태를 유지하려는 경향이 있어, 대부분은 이 흐름을 끊지 못하고 계속해서 다음 편을 보게 된다.

넷째, 굳이 식탁까지 가지 않고 소파에 앉아 드라마를 보며 먹는 행동은 두 가지 즐거움을 결합해 보상 효과를 극대화하려는 뇌의 자연스러운 선택이다. 넷플릭스 시청(정신적 쾌락)과 치킨 섭취(미각적 쾌락)를 동시에 할 때, 뇌의 보상 회로는 더욱 강하게 활성화된다.

---

* 언제 보상을 받을지 예측할 수 없게 만들어, 인간의 뇌가 보상을 기대하며 계속해서 행동하게 만드는 강력한 심리적 원리.

   알고리즘, 당신의 체중을 설계하다

디지털 플랫폼**들은 이러한 결합된 즐거움을 방해하지 않도록 설계되어 있으며, TV를 보면서 먹는 행위를 자연스러운 문화로 자리 잡게 만들어 우리의 좌식 생활을 더욱 고착시킨다.

✦ 오래된 뇌와 현대 디지털 기술의 부조화

김 대리의 뇌가 보인 반응은 본래 스트레스로부터 우리를 보호하고 삶에 동기를 부여하는 중요한 역할을 해 왔다. 그러나 이 기본적인 뇌의 작동 방식은 21세기의 디지털 세상과는 근본적인 괴리를 보인다.

현대 디지털 서비스의 핵심인 알고리즘은 바로 이 뇌의 보상 회로, 즉 도파민이 이끄는 즉각적인 만족감을 극도로 자극하도록 설계되어 있다. 예를 들어, 배달 앱은 손가락으로 몇 번만 터치하면 뇌가 원하는 빠른 보상(고열량 음식)을 문 앞까지 배달해 준다. 넷플릭스 같은 스트리밍 플랫폼의 콘텐츠는 예측 불가능한 이야기 전개로 뇌에 강한 자극을 주지만, 신체 활동은 거의 요구하지 않는다. 게다가 알고리즘은 우리의 행동을 실시간으로 분석해 뇌가 원하는

** 온라인에서 판매자(공급자)와 구매자(소비자)를 연결해 주는 가상의 장터.

즉각적인 만족감을 끊임없이 제공한다.

이처럼 디지털 세상은 원할 때 언제든 최소한의 노력으로 최대의 정신적 보상을 얻을 수 있는 완벽한 환경을 제공한다. 하지만 이는 뇌의 자연스러운 보상 추구 방식과 충돌하며 예상치 못한 부작용을 낳았다. 즉, 스트레스 해소를 위해 뇌가 본능적으로 고열량 음식을 찾고 에너지를 아끼려는 경향이, 그 욕구를 즉각적으로 해결해 주는 디지털 기술의 편리함과 결합하면서 '과잉 섭취'와 '신체활동 부족'이라는 역설적인 결과를 초래한 것이다. 그 결과, 우리 몸은 과도한 에너지를 지방으로 축적하게 되었고, 비만율 증가는 전 세계적인 보건 문제로 떠올랐다.

비만 문제가 주목받기 시작한 것은 꽤 오래전의 일이다. 1980년대 미국을 시작으로 비만 인구가 급격히 증가했다. 전 세계 성인 비만* 및 과체중** 인구는 1990년 7.3억 명에서 2021년 21억 명으로 3배 정도 증가했으며, 2050년에는 38억 명에 이를 것으로 예측된다.

우리나라 역시 비만율***이 꾸준히 상승하고 있으며, 특히 남성

---

* 성인의 경우, 체중(kg)을 키(m)의 제곱(m²)으로 나눈 값인 체질량 지수(Body Mass Index, BMI)가 30 이상이면 비만으로 분류함.

** BMI 25 이상은 과체중으로 판정함.

*** 우리나라의 성인 비만 판정 기준은 BMI 25 이상, 과체중 판정 기준은 BMI 23 이상임.

　　　알고리즘, 당신의 체중을 설계하다

비만율 증가세가 두드러진다. 질병관리청의 '국민건강영양조사'에 따르면, 1990년대에는 남녀의 비만율이 비슷했으나, 2000년대 이후 남성 비만율이 급증하며 여성 비만율을 크게 앞질렀다. 현재 성인 남성 2명 중 1명이 비만인 반면, 여성은 4명 중 1명꼴로, 그 격차가 매우 크다. 단순히 비만율이 증가한 것을 넘어, BMI 30 이상인 고도비만 인구 비율도 꾸준히 늘고 있다. 이는 비만 관련 합병증의 위험이 증가하고 있음을 시사한다.

우리나라 연도별 성인(만 19세 이상) **비만율 변화**

연도	남성 비만율(%)	여성 비만율(%)	전체 비만율(%)
1998	25.1	26.2	25.6
2005	35.8	26.4	31.5
2010	39.7	26.7	33.7
2015	41.6	26.9	34.8
2021	46.3	26.9	36.6
2023	45.6	27.8	36.7

(자료 출처: 질병관리청 국민건강영양조사)

각국 정부가 비만 문제 해결을 위해 큰 노력을 기울이고 있으며, 비만에 대한 경각심을 일깨워 주는 의학 정보도 넘쳐나고 있지만, 비만율은 좀처럼 줄지 않고 있다. 이러한 현상은 디지털 전환이라는 거대한 사회 변화와 밀접하게 맞물려 있으며, 특히 코로나19 팬데믹은 그 변화를 가속하는 기폭제가 되었다.

팬데믹을 거치며 선택이 아닌 필수가 되어 버린 배달 앱은 고열량 음식에 대한 접근성을 비약적으로 높였다. 넷플릭스, 유튜브, 디즈니플러스 등 OTT 서비스는 우리의 여가 시간을 앉거나 누워서 보내게 만들어 좌식 생활을 고착화했다. 또한 소셜 미디어는 스트레스 증가, 식습관 왜곡 등 여러 문제를 일으키며 우리의 생활 방식을 근본적으로 바꾸어 놓았다.

이러한 현상을 '디지털 시대의 비만'이라고 부른다. 이는 단순히 체지방이 늘어나는 신체적 문제를 넘어 정신적·감정적 문제와도 복잡하게 얽혀 있다. 디지털 시대 비만의 근원은 수십만 년에 걸쳐 진화한 우리의 원시적인 뇌와, 불과 10여 년 만에 세상을 지배하게 된 현대 디지털 기술 사이의 치명적인 부조화에 있다. 이는 과거의 비만 문제와는 전혀 다른, 훨씬 더 복잡한 사회경제적 요인들이 얽혀 있는 새로운 도전 과제이다.

알고리즘의 지배에서 벗어나 주도권을 되찾는 법

우리는 매일 수많은 알고리즘을 마주하며 살고 있다. 그런데 알고리즘이란 정확히 무엇을 의미할까? 이름만 들으면 복잡한 컴퓨

 알고리즘, 당신의 체중을 설계하다

터 프로그램을 떠올리기 쉽지만, 사실 알고리즘은 어떤 문제를 해결하거나 목표를 이루기 위해 '정해진 순서대로 차근차근 진행되는 절차나 방법'을 뜻하는 매우 간단한 개념이다.

예를 들어, 라면을 끓이는 과정도 하나의 알고리즘이라고 할 수 있다. 1) 냄비에 물을 넣고, 2) 가스레인지 불을 켜고, 3) 물이 끓으면 면과 수프를 넣고, 4) 3분 30초가량 기다린 뒤, 5) 불을 끄고 맛있게 먹는 모든 과정이 일련의 순서대로 진행되는 알고리즘이다.

알고리즘은 똑똑한 안내자로 비유할 수 있다. 거대한 인터넷이라는 도서관에 들어갔다고 상상해 보자. 너무나 많은 책(정보) 때문에 무엇을 읽어야 할지 혼란스러울 때, 마법처럼 사서(알고리즘)가 나타난다. 이 사서는 당신이 예전에 읽었던 책, 좋아하는 주제, 머문 시간 등을 분석해 "당신은 이런 책을 좋아할 것 같아요."라며 당신에게 딱 맞는 책을 정확히 추천해 준다.

이처럼 알고리즘은 우리의 취향과 행동을 분석해 필요한 정보와 상품, 영상, 심지어 친구까지 알아서 골라 주는 똑똑한 도우미라고 할 수 있다. 내비게이션 앱이 막히지 않는 가장 빠른 길을 알려 주는 것, 넷플릭스가 내가 좋아할 만한 영화나 드라마를 추천해 주는 것, 소셜 미디어 피드에 내가 관심을 가질 만한 게시물이 자동으로 올라오는 것. 이 모든 것이 알고리즘의 작동 결과이다. 알고리즘은 이렇게 우리의 생활을 엄청나게 편리하게 만들어 주지만, 때로는 너무나 똑똑해서 원래 찾으려고 하지 않았던 것들까지 계속 추천하여 계획에 없던 시간과 돈을 더 쓰게 만들기도 한다.

이러한 알고리즘을 개발한 이들은 보통 사람들이 아니다. 스탠퍼드와 MIT를 졸업한 세계 최고 수준의 천재 과학자들이 방대한 인간 행동 데이터를 기반으로, 어떻게 하면 우리의 도파민 회로를 효과적으로 자극해 1초라도 더 화면에 머물게 할지 수많은 테스트를 반복하며 알고리즘을 더욱더 정교하게 다듬고 있다. 여전히 원시 상태에 머물러 있는 우리의 뇌가 이러한 알고리즘과 싸워 이긴다는 것은 거의 불가능에 가까워 보이며, 이는 마치 처음부터 '기울어진 운동장'과 같다.

그러나 우리의 싸움은 결코 무의미하거나 절대 이길 수 없는 싸움이 아니다. 오히려 뇌의 작동 원리를 정확히 이해하고, 우리를 디지털 세계에 묶어 두는 알고리즘의 전략을 꿰뚫어 본다면, 그 전략을 역이용할 수 있다. 즉, 우리를 조종하던 알고리즘을 우리의 건강 목표를 달성하도록 돕는 충실하고 강력한 비서로 재탄생시킬 수 있다.

이 책은 단순한 정보 전달을 넘어, 당신의 디지털 삶을 변화시킬 수 있는 유용하고 실천적인 방법을 담은 안내서이자 전략적 지도이다.

1부에서는 디지털 환경이 어떻게 우리 몸을 변화시키고 이러한

    알고리즘, 당신의 체중을 설계하다

현상이 우리 일상에 어떤 영향을 미치는지 알아본다. 디지털 서비스가 우리의 생각과 행동에 미치는 영향력을 이해하는 것이 이 여정의 출발점이 된다.

2부에서는 알고리즘의 비밀을 낱낱이 파헤친다. 알고리즘이 어떻게 디지털 중독을 부추기고, 체중 조절을 어렵게 만드는지 알아본다. 디지털 기술 분야에서 압도적인 영향력과 규모를 가진 디지털 거인들이 어떻게 사용자 데이터를 활용하여 우리의 주의를 사로잡고, 행동을 유도하는지 그 비밀을 밝혀낸다.

3부에서는 알고리즘의 주인이 되는 구체적인 방법을 소개한다. 더 이상 알고리즘에 휘둘리지 않고, 오히려 우리의 삶을 풍요롭게 만드는 충직한 비서로 활용하는 전략을 제시한다. 우리는 알고리즘의 의도 파악하기, 환경 설계 및 습관 디자인, 감정 조절 훈련 등의 실천적인 방법을 통해 건강한 삶을 되찾을 수 있다. 이로써 알고리즘에 끌려다니는 수동적인 존재가 아니라, 주체적으로 삶을 이끌어 가는 능동적인 존재로 거듭날 것이다.

이제 체중계 위에서 더는 좌절할 필요가 없다. 우리 손에 들려 있는 스마트폰을 새로운 시각으로 바라보자. 모든 문제의 시작과 끝 그리고 빛나는 해답이 바로 그 안에 있다. 이 책과 함께 우리의 몸과 마음 그리고 삶의 주도권을 되찾는 의미 있는 여정을 지금 시작해 보자.

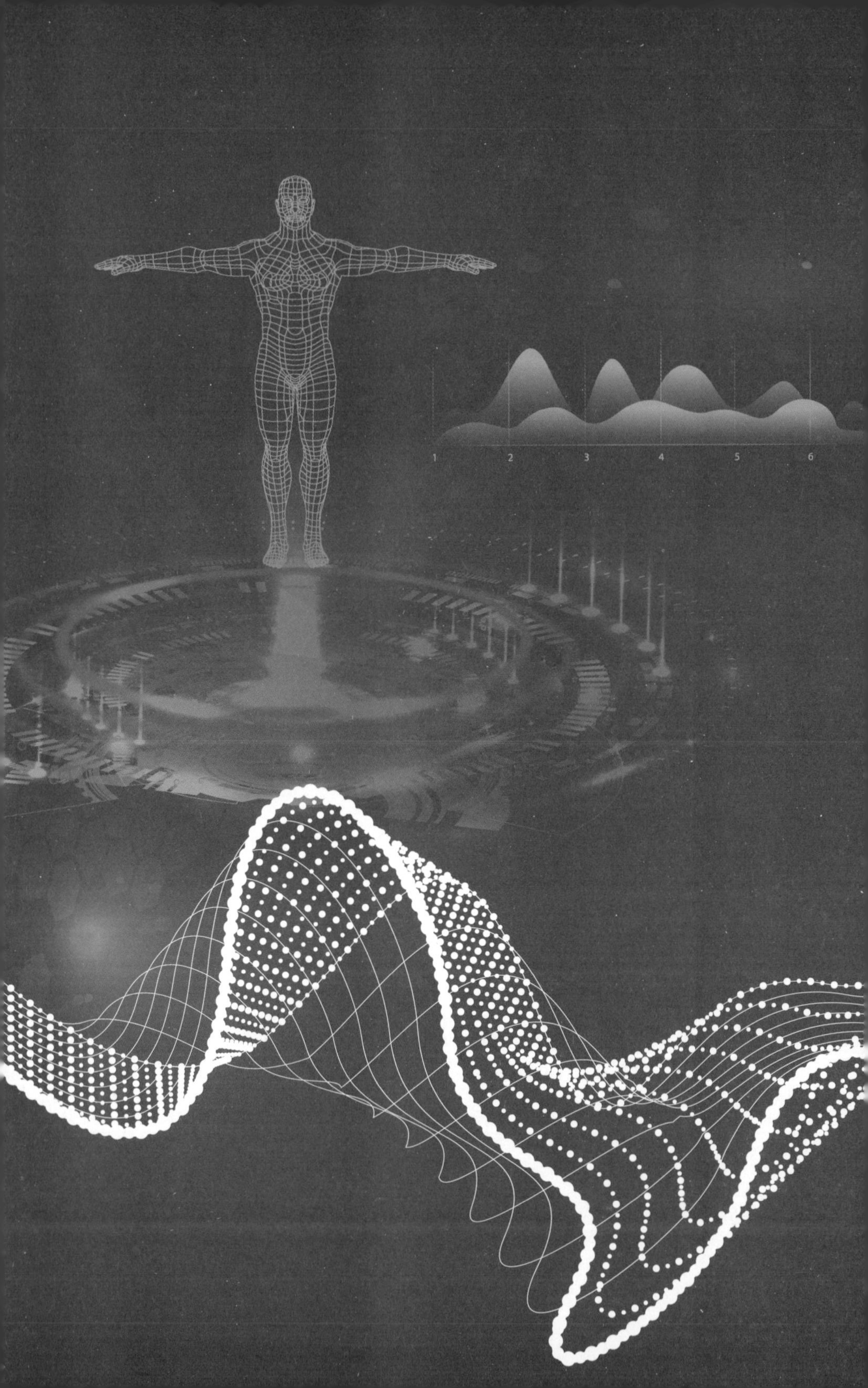

디지털 환경이 우리 몸에 미치는 영향

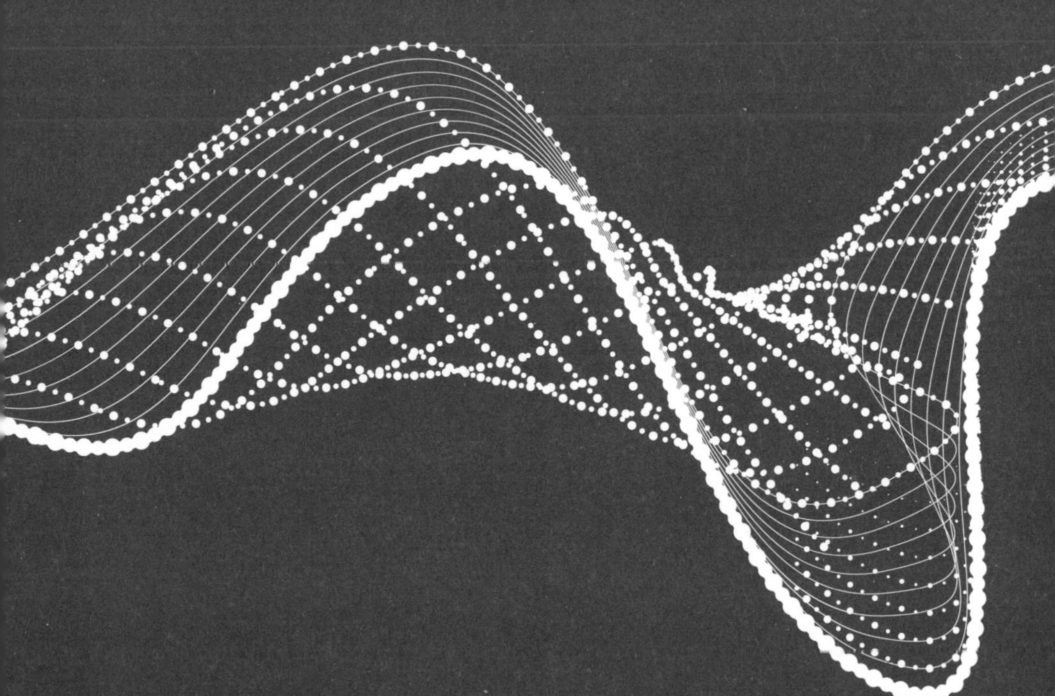

1장

배달 문화의 확산과 미식의 역설

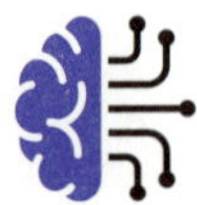

배달, 일상의 편리함인가, 역설의 시작인가?

오늘도 하루 종일 기말고사 대비 공부에 매달리느라 저녁 식사를 거른 대학생 민서. 혼자 사는 자취생 민서에게 요리는 언감생심이다. 요리할 시간도, 재료를 준비할 여유도 없거니와 음식물 쓰레기 처리 또한 골칫거리다.

익숙하게 스마트폰을 들어 배달 앱을 켠 민서. 앱 화면에는 다양한 선택지가 가득하다. 족발집 할인 쿠폰부터 새로 나온 치킨 세트 메뉴, 동네 사람들이 자주 시켜 먹는다는 맛집 추천까지. 앱은 민서의 취향을 놀라울 정도로 정확하게 파악하고 있었다. "내 취향을 참 잘도 아네." 민서는 감탄하면서 망설임 없이 치킨 세트 메뉴를 골랐다.

주문과 결제를 마치자마자 민서는 태블릿을 켜고 조금 전 공부하던 부분을 다시 훑어보기 시작했다. 곧 맛있는 치킨이 도착할 것이다.

민서의 사례에서 볼 수 있듯이, 우리는 과거와는 비교할 수 없을 만큼 편리하고 풍요로운 음식 환경 속에서 살고 있다. 그야말로 '미식의 시대'에 살고 있다고 해도 과언이 아니다. 이처럼 더 쉽고 더 풍족하게 음식을 즐길 수 있게 되었지만, 과연 우리는 정말로 더 건강하고 행복한 식생활을 영위하고 있는 것일까? 오히려 이 편리함이 우리를 건강에서 멀어지게 하는 '미식의 역설'에 빠지게 하는 것은 아닐까? 배달 문화의 확산과 현대 식생활의 변화를 살펴보며 이 질문에 대한 답을 찾아보자.

배달의 왕국, 대한민국

조선 시대까지 거슬러 올라가는 우리나라의 배달 문화는 외국인들이 가장 놀라워하는 부분 중 하나다. 빠른 배송 속도와 엄청나게 다양한 배달 품목 덕분에 대한민국은 '배달의 왕국'이라 불러도 손색이 없다. 이 놀라운 배달 문화는 단순히 현대 기술의 산물이 아니라, 깊은 역사적 뿌리를 가지고 있다.

배달 앱 시대의 서막: 스마트폰과 함께 찾아온 혁신

짜장면을 배달하던 중국집의 철가방, 치킨집의 오토바이를 거쳐, 스마트폰 보급과 함께 등장한 배달 앱은 우리나라 배달 문화에 획기적인 전환점을 가져왔다. 2010년 출시된 '배달통'과 '배달의민족'이라는 배달 앱은 집집마다 돌리던 전단 뭉치를 스마트폰 속으로 옮겨 왔다. 식당에 직접 전화를 걸어 음식을 주문하던 방식에서 벗어나, 손가락 터치 몇 번만으로 음식 주문과 결제를 동시에 해결할 수 있는 편리함에 소비자들은 열광했다. 이후 '요기요'(2012년), '쿠팡이츠'(2019년) 등이 등장하면서 배달 앱 시장의 경쟁은 더욱 치열해졌다.

팬데믹이 가져온 폭발적인 성장과 배달 앱의 일상화

코로나19 팬데믹은 온라인 음식 주문 플랫폼 시장의 폭발적인 성장을 이끌었다. 재택근무와 사회적 거리 두기로 외식이 어려워지면서, 배달 앱은 선택이 아닌 필수가 되었다. 짜장면, 치킨, 피자는 물론이고 한식, 일식, 디저트, 심지어 신선식품까지, 배달을 시킬 수 없는 음식은 거의 없는 세상이 되었다.

그 결과, 팬데믹 이전인 2019년 약 9.7조 원 수준이던 온라인 음식 배달 시장 거래액은 2020년 약 17.3조 원(전년 대비 약 78% 증가)으로 급등했고, 2021년에는 약 26.2조 원으로 역대 최고치를 기록

알고리즘, 당신의 체중을 설계하다

했다.*

이제 배달 앱은 우리 삶에 깊숙이 자리 잡은, 없어서는 안 될 존재가 되었다. 최근 무료 배달 경쟁 덕분에 다시 활기를 띠고 있는 배달 앱 시장은 배달의민족, 쿠팡이츠, 요기요 등 주요 3개 앱의 월간 활성 이용자 수가 2024년 말 기준 약 3,800만 명에 이를 정도로 대다수 국민이 이용하고 있다.**

과거의 식사 문화: 불편함 속의 건강함

전통적인 식사 문화에서는 집에서 요리해 먹는 것이 일반적이었다. 장을 보고, 재료를 다듬고, 직접 조리하는 모든 과정은 번거로웠지만, 덕분에 더 건강하고 균형 잡힌 식사를 할 수 있었다. 외식을 하거나 배달 음식을 시켜 먹는 것은 특별한 날에만 즐기는 예외적인 일이었고, 메뉴도 한정되어 있어 선택지가 많지 않았다.

이처럼 식사를 준비하고 해결하는 데 많은 시간과 노력이 필요했던 과거의 불편함은 의도치 않게 건강한 식습관을 만드는 통제 장치 역할을 했다. 직접 재료를 고르고 요리하는 과정에서 자연스럽게 식단에 대해 더 많이 고민하게 되었기 때문이다.

*　　통계청, '2023년 1월 온라인쇼핑동향조사'.

**　　아이지에이웍스(모바일인덱스), 2024년 12월 기준 조사; 와이즈앱·리테일·굿즈, 2024년 9월 기준 조사.

그러나 디지털 환경의 편리함은 이러한 통제를 사라지게 했다. 이제 우리는 언제 어디서나 손쉽게 원하는 음식을 주문할 수 있게 되었다. 이에 따라 식습관에 대한 개인의 자율성은 높아졌지만, 건 강에 좋지 않은 음식을 선택할 가능성 또한 높아졌다.

현대 식생활의 역설: 진화적 부조화

디지털 환경이 본격화되고 배달 앱이 상용된 것은 세대수로 따 지자면 불과 1~2세대에 지나지 않는다. 한 세대를 약 25년으로 가 정할 때, 구석기 시대(약 250만 년 전~1만 년 전)는 약 10만 세대, 농경 시대는 약 400세대에 해당한다. 즉, 인류는 역사상 대부분의 시간 을 수렵·채집 생활을 하며 진화해 온 것이다. 구석기 시대에는 음 식을 구하는 것이 곧 생존과 직결되는 일이었고, 충분한 열량을 섭 취하는 것 자체가 매우 어려웠다. 그리하여 인간의 몸은 에너지를 최대한 효율적으로 저장하고 사용하는 방향으로 진화했다.

유르겐 브라터(Jurgen Brater)는 그의 저서 《정장을 입은 사냥꾼》 에서 "우리의 몸과 뇌는 여전히 수백만 년에 걸쳐 만들어진 구석기 시대의 생존 본능에 맞춰져 있다."라고 피력했다. 즉, 우리의 유전 자에는 몸을 움직여 식량을 구하고, 고열량·고당분·고지방 음식 을 발견하면 최대한 많이 먹고 남는 에너지는 저장하며, 에너지를 아껴 쓰도록 하는 생존 전략이 새겨져 있다는 것이다. 그런데 지금

 알고리즘, 당신의 체중을 설계하다

은 우리의 원시적인 생존 본능을 자극하는 고열량·고당분·고지방 음식들이 넘쳐난다. 그 결과, 현대 사회의 풍요로운 음식 환경은 우리에게 일종의 진화적 부조화를 안겨 주었다.

이러한 진화적 부조화는 배달 음식에만 국한되지 않는다. 쉽게 접할 수 있는 편의점의 즉석식품, 마트의 초가공식품, 달콤한 디저트나 음료 등도 우리의 원시적 본능을 강하게 자극한다. 이런 식품들은 대부분 에너지를 빠르게 공급하고, 우리의 미각과 뇌의 보상 시스템을 빠르게 자극하는 강렬한 맛을 지녔다.

요컨대, 열량을 최대한 확보하려는 우리의 원시적 본능은 과거에는 생존에 매우 유리한 전략이었으며, 우리 몸은 여전히 이 명령을 따르고 있다. 그러나 오늘날 우리를 둘러싼 환경에서는 무한한 열량 공급이 가능해지면서, 과잉 섭취와 비만을 유발하는 진화적 부조화가 점점 심화하고 있다.

배달 앱이 바꿔 놓은 젊은 세대의 식생활

디지털 배달 환경의 확산은 특히 20~30대 젊은 세대의 식습관에 큰 변화를 가져왔다. 이들은 디지털 환경에 익숙하고 편리함을 추구하는 세대로, 배달 앱의 주요 이용층이다. 실제로 20~30대는 배달 앱을 가장 자주 이용하며, 결제 횟수가 가장 많은 핵심 고객층이다.* 1인 가구가 많은 20~30대에게 배달 앱은 귀찮고 번거로운 식사 준비의 부담을 덜어 주는 매우 편리한 수단이다. 밥하기 싫을 때, 반찬이 없을 때, 혹은 특별한 음식을 먹고 싶을 때도 배달 앱 하나면 모든 고민이 해결된다. 특히 20대는 일상의 끼니를 해결할 목적으로 배달 앱을 이용하며, 어떤 음식을 먹을지 구체적으로 정하지 않은 상태에서 앱을 켜고 메뉴를 고르는 경향이 있다.**

메뉴의 확장과 영양 불균형 우려

배달 앱은 메뉴 선택의 폭을 획기적으로 넓혔다. 평소 접하기 어려운 음식부터 디저트, 음료까지 집에서 쉽고 편하게 주문할 수 있다. 이는 새로운 메뉴를 시도하기 좋아하는 젊은 세대의 취향과도 잘 맞아떨어진다.

하지만 이들이 선호하는 메뉴는 대개 치킨, 피자, 햄버거, 떡볶이, 찜닭, 중식 등 열량과 나트륨 함량이 높은 음식이어서 영양 불균형을 초래할 우려가 크다. 또한, 배달 앱 덕분에 시간 제약 없이

---

*   와이즈앱·리테일·굿즈, '2025년 3월 배달앱 동향 리포트'; 오픈애즈, '2025년 3월 배달앱 동향 리포트'.

**   컨슈머인사이트, '배달앱 이용 행태와 만족률 조사'; 오픈서베이, '배달 서비스 트렌드 리포트 2020'.

 알고리즘, 당신의 체중을 설계하다

언제든 음식을 시켜 먹을 수 있게 되면서, 저녁 식사 후 야식을 먹는 경우도 잦아졌다.

하버드대학교 데이비드 커틀러(David M. Cutler) 교수는 2003년 연구에서 요리 시간의 감소가 식사 빈도의 증가로 이어졌다고 밝혔다.*** 그에 따르면, 1965년 미국의 전업주부는 식사 준비에 하루 평균 137.7분을 썼지만, 1995년에는 그 시간이 68.8분으로 절반 가까이 줄었다. 오늘날에는 밀키트를 활용하면 몇 분 만에 요리를 끝낼 수 있고, 배달 앱을 이용하면 요리 시간이 아예 사라진다. 실제로 배달 앱을 자주 이용하는 사람들은 한 끼에 먹는 식사량은 비슷해도, 간식 섭취가 늘어 총 섭취 열량이 증가하는 경향을 보인다.

한편, 영국에서 진행된 한 연구는 배달 앱 알고리즘이 사용자의 식생활에 긍정적인 영향을 미칠 수도 있음을 보여 주었다. 연구팀은 시뮬레이션 배달 앱에 소포장 기본값 설정, 저열량 메뉴 추천, 열량 표시 강화 등의 개편을 적용한 결과, 앱 이용자들이 선택한 음식의 열량이 평균 15%까지 감소했다는 사실을 확인하였다. 연구팀은 이러한 알고리즘 개편을 실제 배달 앱에 적용한다면 비만 억제에 도움이 될 가능성이 있다고 보았다. 이는 알고리즘이 단순히

*** David M. Cutler, Edward L. Glaeser, Jesse M. Shapiro. "Why Have Americans Become More Obese?", *Journal of Economic Perspectives*, vol. 17, no. 3, 2003, pp. 93-118.

판매를 촉진하는 도구가 아니라, 설계 방향에 따라 이용자의 건강한 선택을 유도하는 긍정적인 역할도 할 수 있음을 시사한다.

편리함 속 건강 추구: 새로운 트렌드

최근 젊은 층 사이에서 건강식에 대한 관심이 높아지면서, 배달 음식 시장에도 변화가 일고 있다. 맛있으면서도 건강한 음식을 찾는 수요가 증가함에 따라, 닭가슴살, 샐러드, 단백질 식품 등 건강식 메뉴를 전문으로 하는 식당들의 배달 앱 입점이 늘고, 주문량도 눈에 띄게 증가했다.

또한, 새롭고 다양한 요리를 경험할 수 있는 밀키트의 인기도 높아지고 있다. 일부 배달 앱이나 관련 서비스에서는 열량, 단백질, 영양소 등을 조절할 수 있는 도시락을 정기적으로 배달해 주기도 한다. 이러한 현상은 편리함을 추구하면서도 건강을 챙기려는 젊은 세대가 늘고 있음을 잘 보여 준다.

편리함의 대가

디지털 기술의 결정체인 스마트폰이 대중화된 이후, 우리의 식탁 풍경은 과거와 비교할 수 없을 만큼 크게 달라졌다. 배달 앱으로 간편하게 음식을 주문하고, 유명 맛집을 검색하며, SNS에 실시간으로 음식 사진을 공유하는 등 스마트폰의 등장은 우리 식생활 전반에 엄청난 변화를 가져왔다. 그렇다면 스마트폰은 어떻게 현대인의 디지털 식문화에 이토록 강력한 영향을 미치게 된 것일까?

편리함의 유혹

스마트폰은 우리의 특정 감정이나 상황에 따라 음식을 소비하게 만드는 강력한 계기로 작용한다. 예를 들어 보자. 퇴근 후 지친 몸을 이끌고 집에 돌아와 냉장고 문을 열었는데, 먹을 게 마땅치 않다면 어떨까? 요리할 시간도, 체력도 부족하니 '그냥 시켜 먹을까?' 하는 생각이 자연스럽게 떠오른다.

나른하고 지루한 휴일 오후, 인스타그램에서 친구가 올린 먹음직스러운 배달 음식 사진을 보았거나, 시험 스트레스가 극에 달한 기말고사 마지막 날에 배달 앱에서 "치킨 5천 원 할인" 알림이 울린다면 어떨까? 어느새 자신도 모르게 앱을 열어 음식을 주문하고 있는 모습을 발견하게 될 것이다.

이처럼 어떤 계기가 생겼을 때 바로 음식을 주문할 수 있는 간편함은 디지털 식문화가 지닌 가장 큰 장점이다. 굳이 식당에 가지 않아도 집 안에서 편안하게 손가락 몇 번만 움직이면 다양한 식당의 메뉴를 비교하고, 원하는 음식을 문 앞까지 배달받을 수 있다. 이는 예전에는 상상할 수도 없었던 극도의 편리함이다. 덕분에 우리는 요리나 설거지에 드는 시간을 아껴 다른 활동에 쓸 수 있게 되었다.

낮아지는 미식의 장벽

스마트폰 앱은 식사와 관련된 여러 행동을 놀라울 만큼 간편하게 만들어 주었다. 예전에는 음식을 배달시키려면 식당 전화번호를 찾아 전화를 걸고, 원하는 메뉴와 배달받을 주소를 일일이 설명해야 하는 번거로운 과정을 거쳐야 했다. 그러나 이제는 스마트폰 화면을 몇 번 터치하고 스크롤하는 것만으로 모든 게 해결된다. 배달 앱을 실행해 메인 화면에 뜨는 추천 메뉴나 평소 즐겨 찾는 식당 목록을 훑어보고, 원하는 메뉴를 고른 뒤 주소와 결제 정보를 확인하고 '주문하기' 버튼을 누르면 끝이다. 이 모든 과정은 최소한의 노력으로 완료된다. 그뿐만 아니라, 요리 시간과 수고를 획기적으로 줄여 주는 밀키트도 스마트폰만 있으면 손쉽게 구매할 수 있다. 이처럼 스마트폰은 미식 경험의 장벽을 크게 낮춰, 누구나 원하는 음식을 쉽게 접할 수 있는 세상을 열었다.

행동이 쉬워진 것은 물론, 선택의 폭도 엄청나게 넓어졌다. 전에는 몰랐던 맛집이나 평소에는 접하기 어려웠던 요리도 언제, 어디서든 검색하고 주문할 수 있다. 말 그대로 전 세계의 다채로운 맛이 스마트폰을 통해 내 손안에 들어온 셈이다. 이처럼 접근성이 향상

　　　　　　　　알고리즘, 당신의 체중을 설계하다

되면서 개인의 미식 경험은 더욱 풍부해졌고, 이는 미식 문화의 저변 확대와 음식 산업 발전에도 크게 이바지한 것으로 평가된다.

예측할 수 없는 만족감

음식 소비를 반복하게 만드는 스마트폰 배달 앱의 핵심은 예측할 수 없는 보상이다. 뇌는 정해진 시간에 받는 확실한 보상보다, 언제 어떤 보상을 얻을지 모르는 예상치 못한 즐거움에 더 큰 자극을 받는다. 이 과정에서 도파민 효과가 극대화된다.

배달 앱을 통해 음식을 소비할 때, 우리는 바로 이런 예상치 못한 선물 같은 경험을 하게 된다. 맛집을 검색하다가 우연히 발견한 새로운 메뉴, "오늘은 뭘 먹을까?" 하는 기대감, 생각보다 빨리 도착한 따끈따끈한 음식, 한 입 베어 물었을 때의 황홀함, 뜻밖의 서비스 음료나 사이드 메뉴, 생각지도 못했던 할인 쿠폰까지, 이 모든 것이 쏠쏠한 즐거움을 선사하며 사용자의 만족감을 높여 준다. 음식 사진을 찍어 인스타그램에 올렸을 때, 친구들이 '좋아요'를 눌러 주는 것도 또 다른 보상이 된다. 이러한 일련의 경험은 우리가 다음 번에도 앱을 찾게 되는 강력한 동기로 작용한다.

하지만 이처럼 도파민 수치를 높이는 보상이 항상 즐거움만 주는 것은 아니다. 먹고 싶은 음식을 언제든 주문할 수 있는 편리함과 음식을 먹을 때의 만족감은 과식으로 이어지기 쉽다. 배달 최소 주문 금액을 맞추기 위해 불필요한 음식을 추가하거나, 할인 품목에 현혹된다면 그 위험은 더욱 커진다. 이는 곧 다 먹지 못하고 버려지는 음식물 쓰레기의 증가로 이어지게 된다.

또한, 배달 음식은 대체로 열량과 나트륨 함량은 높고 영양 성분은 부족한 경우가 많아서 장기적으로 비만 및 만성 질환의 위험을 높여 건강 문제를 초래할 수 있다. 스마트폰을 통해 지속적으로 접하게 되는 유혹적인 음식 관련 콘텐츠는 수시로 식욕을 자극해, 식욕 통제가 어려워지고 자제력을 유지하기가 힘들어지기도 한다.

습관의 함정

우리는 음식 관련 앱에 시간과 노력, 데이터 등을 투입하며 단순한 음식 섭취 활동을 넘어선 일종의 투자 활동을 펼친다. 자주 찾는 식당을 '즐겨 찾기'에 저장하기, 맛있게 먹은 음식에 상세한 리뷰를 남기기, 멤버십 포인트를 꾸준히 적립하기 등이 이에 해당한다.

이러한 행위는 해당 앱의 사용 가치를 높이는 동시에, 다음 사용을 유도하는 계기를 만들어 습관을 더욱 공고히 한다. 예를 들어, '적립한 포인트로 할인받아 주문해야지' 하는 생각이 드는 것이다. 이러한 과정이 반복되면서 우리는 해당 앱을 떠나기 힘들어지고, 결국 배달 앱 중심의 식사 방식이 더욱 견고해진다.

한편, 디지털 식문화가 확산하면서 혼자 음식을 주문해 먹는 식사가 일상화되었다. 이는 의도치 않은 관계 단절을 초래하기도 한다. 가족과 함께 식사하면서 나누던 정겨운 대화나 소통의 시간이 크게 줄어들었고, 이는 곧 전통적인 식사 문화가 약화하고 있음을 의미한다. 우리 고유의 음식 공동체 문화마저 사라질 위기에 처한 것이다. 편리함을 좇는 사이, 우리는 소중한 사람과의 직접적인 교류를 놓치고 있다.

더불어, 디지털화된 식생활은 신체 활동 감소로 이어질 수 있다. 예전에는 직접 시장에 가서 식재료를 사고, 부엌에서 음식을 준비하고 조리하는 과정에서 자연스럽게 신체 활동이 동반되었지만, 이제는 몇 번의 클릭만으로 이 모든 것이 해결된다. 그렇게 남는 시간에 활동적인 행동을 더 많이 하면 좋겠지만, 유감스럽게도 현실은 그렇지 않다. 우리는 주로 TV나 스마트폰 시청처럼 몸을 움직이지 않는 활동에 더 많은 시간을 할애한다. 그 결과, 에너지 소모는 줄어들고 지방 축적은 늘어나게 된다.

디지털 식문화의 거울, 먹방

2000년대 중반 우리나라의 인터넷 방송 플랫폼 아프리카TV에서 시작하여, 이제는 전 세계적인 문화 현상으로 자리 잡은 '먹방'은 디지털 식문화의 한 단면을 잘 보여 주는 현상 중 하나이다. BJ(방송 진행자)가 시청자와 소통하며 음식을 먹는 단순한 형태로 시작한 먹방은 차츰 다양한 형태로 진화했다.

2010년대 중반 이후, 먹방은 유튜브를 타고 전 세계로 퍼져 큰 인기를 끌었다. 그 결과, 2021년 옥스퍼드 영어 사전에 "Mukbang"이라는 단어가 등재될 정도로, 한국을 상징하는 문화 콘텐츠로 자리매김했다. 먹방은 이제 단순한 엔터테인먼트를 넘어 현대인의 심리적·사회적 욕구를 충족시키는 종합 예술이 되었다.

우리는 왜 먹방에 열광할까?

최근 한 조사에 따르면, 우리나라 국민의 먹방 시청 경험은 매우 높은 수준으로 나타났다. 먹방은 더 이상 특정 세대나 집단에 국한되지 않고, 청소년층에서 성인층에 이르기까지 폭넓게 소비되는 문화 콘텐츠로 자리 잡았다.

먹는 행위는 살기 위해 누구나 하는 원초적인 행위이지만, 동시에 남에게 보이기에 쑥스러움을 느끼거나, 남이 먹는 모습을 지켜보는 것이 실례가 될 수도 있는 사적인 영역이다. 이처럼 다소 부끄럽게도 느껴질 수 있는 먹는 행위를 대중 앞에서 보여 주는 먹방이 왜 이토록 큰 인기를 얻게 되었을까?

먹방은 현대인에게 대리 만족을 선사한다. 다이어트 등으로 인

  알고리즘, 당신의 체중을 설계하다

해 마음껏 음식을 먹지 못하는 사람들은 남들이 대신 맛있게 먹는 모습을 보며 마치 자신이 직접 먹는 듯한 심리적 위안을 얻는다.

나아가 먹방은 한국의 음식 문화와 식사 예절, 심지어 한국어까지 전 세계에 알리는 한류 콘텐츠로 발전했다. 또한, 특정 지역의 특색 있는 향토 음식이나 숨겨진 작은 식당들이 먹방을 통해 소개되면서 지역 경제 활성화에 이바지하는 긍정적인 효과도 있다.

1인 가구의 증가*는 먹방의 인기에 가속 페달을 달아 준 중요한 사회적 배경이다. 혼자 밥을 먹는 '혼밥족'에게 먹방 BJ는 친구 같은 존재이다. 혼자 먹기 심심할 때 먹방을 보며 함께 식사하는 듯한 느낌을 받고, 이는 일종의 디지털 유대감으로 이어진다. 먹방은 가족과 함께 먹는 전통적인 밥상 문화를 디지털 화면 속으로 옮겨 온 것이나 다름없다고 볼 수도 있다.

영국 BBC의 한 기자가 우리나라의 먹방 문화를 두고, "한국인의 먹방은 외로운 한국인들의 사이버 파티다."라고 표현한 것은 먹방의 본질을 꿰뚫은 절묘한 분석이라 할 수 있다. 이처럼 먹방은 단순히 음식을 먹는 모습을 보여 주는 것을 넘어, 현대인의 외로움을 해소하고 소통 욕구를 충족하는 새로운 수단이 되었다.

---

* 우리나라의 1인 가구 수는 2024년 기준 800만 가구를 돌파했으며, 특히 20~30대 청년층과 70세 이상 노년층에서 두드러진다.

먹방의 그림자

먹방은 현대인에게 대리 만족, 외로움 해소, 새로운 즐거움을 선사하는 긍정적인 효과가 있다. 그러나 그 이면에는 과식과 폭식 유발, 잘못된 식습관 형성, 음식 낭비, 편향된 정보 제공 등 여러 가지 문제점이 존재한다.

먹방에서는 흔히 상상을 초월하는 엄청난 양의 음식을 마치 흡입하듯이 먹어 치우는 모습이 등장한다. 수십 인분의 짜장면, 치킨, 피자 등을 아무렇지도 않게 먹는 모습은 시청자의 감탄을 자아낸다. 이러한 장면에 반복적으로 노출되면, 시청자는 표준적인 1인분에 대한 감각이 흐려질 수 있다. 심지어 많은 양의 음식을 먹는 행위를 선망하는 경우도 생겨난다. 실제 연구에서도 먹방을 자주 보는 사람들은 고열량·고지방 음식에 대한 선호도가 높아지고, 과식과 폭식의 위험이 증가하는 것으로 나타났다. 이는 청소년의 비만 위험을 높일 뿐만 아니라, 성인의 과체중 가능성 또한 증가시키는 요인으로 지적된다.

먹방에서는 현실에서 보기 힘든 과도한 식사 행태가 흔히 등장한다. 예를 들면, 빨리 먹기, 한꺼번에 많이 먹기, 특이하고 괴이한 음식 먹기 등이다. 또한, 불규칙한 식사 시간이나 야식 섭취를 자연스러운 것으로 인식하게 만들기도 한다. 실제로 먹방을 자주 시청하는 사람들에게서는 야간 음식 섭취 증가, 배달 음식 섭취 빈도 증

 알고리즘, 당신의 체중을 설계하다

가, 아침 식사 거르기 등 건강하지 못한 식사 행태가 흔하게 보고되었다.

먹방은 음식 낭비에 대한 사회적 우려를 불러일으키기도 한다. 일반적인 1인분을 넘어서는 과도한 양의 음식을 먹는 먹방은 필연적으로 음식을 낭비한다는 인식을 줄 수밖에 없다. 일부 BJ들 사이에서는 음식을 먹는 척만 하고 뱉어 버리는 이른바 '먹뱉' 논란이 불거지기도 했다. 이에 중국에서는 음식 낭비 방지를 이유로, 먹방 콘텐츠를 법적으로 금지하거나 강력히 규제하기도 한다.

더불어 유튜브와 같은 플랫폼의 추천 알고리즘은 먹방 시청자에게 비슷한 유형의 자극적인 먹방 콘텐츠를 계속해서 노출한다. 이는 특정한 식사 방식만 반복적으로 접하게 만들어 음식에 대한 인식을 왜곡시키고, 건강하고 균형 잡힌 음식 관련 정보로부터 멀어지게 만든다.

먹방이 과식과 비만을 일으키는 기전

2018년 국민건강보험공단이 발표한 '비만에 대한 인식도 조사' 결과에 따르면, 우리나라 국민의 61%가 먹방이 비만을 조장한다고 생각하는 것으로 나타났다. '보통이다'라고 응답한 사람들까지 포함하면 무려 85%에 달해, 대다수 국민이 먹방과 비만의 연관성을 인지하고 있음을 알 수 있다. 또한, 2024년 발표된 연세대학교

의과대학 연구팀이 청소년을 대상으로 진행한 연구에서도 매주 한 차례 이상 먹방을 시청하는 남학생의 경우, 비만 위험이 높아지는 것으로 나타났다. 그렇다면 먹방은 어떤 기전으로 과식과 비만을 유발할까?

1) 심리적 요인: 대리 만족과 사회적 학습 효과

다이어트 등의 이유로 마음껏 먹지 못하는 시청자는 먹방 BJ가 마음껏 음식을 섭취하는 모습을 보며 심리적 위안을 얻는다. 하지만 이러한 대리 만족은 오래가지 않는다. 오히려 먹방을 시청한 후 배고픔이 더 심해지거나 식욕이 증가할 수 있다. 먹방을 통해 전달되는 시각적·청각적 음식 관련 자극이 음식에 대한 갈망을 강화하기 때문이다. 특히 스트레스를 받고 있거나 감정적으로 불안한 상태라면, 이러한 자극이 폭식으로 이어질 가능성이 크다.

우리는 일반적으로 다른 사람의 행동을 관찰하고 모방하려는 경향이 있다. 먹방 BJ가 엄청난 양의 음식을 먹거나 고열량·고지방 음식을 아무렇지도 않게 먹는 모습을 반복적으로 시청하다 보면, 시청자 역시 "나도 그렇게 먹어도 괜찮지 않을까?" 하는 인식을 갖게 될 수 있다. 이는 정상적인 식습관에 대한 사회적 규범이 허물어질 수도 있음을 의미한다.

 알고리즘, 당신의 체중을 설계하다

2) 생리적 요인: 뇌와 호르몬이 함께 만드는 가짜 식욕

먹방 BJ가 육즙이 흐르는 스테이크를 썰고, 바삭한 튀김을 베어 물며, 라면을 후루룩 흡입하는 모습은 시청자 뇌의 보상 회로를 강하게 자극하여 도파민 분비를 촉진한다. 쾌락과 만족감을 느끼는 데 관여하는 도파민이 계속해서 자극되면 식욕이 증가하여 실제 음식 섭취로 이어질 가능성이 커진다. 물론, 이러한 식욕은 진짜로 배가 고파서 느끼는 것이 아닌 '가짜 식욕'이다. 가짜 식욕은 불필요한 음식 섭취를 유도하여 과식과 비만의 위험을 높일 수 있다.

우리 몸은 실제로 음식이 들어오지 않아도, 즉 음식을 보거나 냄새를 맡는 것만으로도 소화를 위한 준비를 시작한다. 침샘에서는 침 분비가 증가하고, 위에서는 소화액이 분비된다. 또한 위에서 식욕 촉진 호르몬인 그렐린이 분비되어 식욕을 증가시키고 음식에 대한 갈망을 키운다.

한편, 췌장에서는 혈당을 낮추는 호르몬인 인슐린 분비가 증가한다. 음식을 먹지 않았는데도 인슐린 분비가 증가하면 혈당이 일시적으로 낮아져 허기를 느끼게 된다. 실제로 배가 고프지 않았는데도 이러한 호르몬 변화가 나타나면 가짜 식욕이 생길 수 있다는 의미다. 반대로, 이 상황에서는 식욕 억제 호르몬인 렙틴의 작용은 둔화된다.

이처럼 먹방을 지속적이고 반복적으로 시청하면 뇌의 보상 회로와 호르몬 시스템이 과도하게 자극되어, 음식을 보거나 생각하는 것만으로도 식욕을 느끼는 패턴이 강화될 수 있다.

🔮 미식의 역설, 우리는 무엇을 잃고 있나?

바야흐로 요리하지 않아도 충분히 잘 먹고 살 수 있는 시대가 도래했다. 스마트폰만 있으면 언제 어디서든 원하는 음식을 손쉽게 주문할 수 있다. 게다가 신메뉴 추천, 할인 알림, 나만을 위한 맞춤형 제안까지, 배달 앱의 알고리즘은 사용자의 취향을 놀라울 정도로 정확하게 파악하고, 우리가 '스스로 선택했다고 믿을 만한' 선택지를 정교하게 제시한다. 이처럼 현대 디지털 기술 덕분에 '먹는 일'은 그 어느 때보다 간편하고 즐거워졌다. 우리는 과거의 왕들도 누려 보지 못한 풍요로운 미식의 향연을 즐길 수 있게 되었다.

그러나 이러한 편리함과 풍요로움이 항상 긍정적인 결과만 가져오는 것은 아니다. 오히려 현대인의 식습관은 점점 더 건강과 멀어지고 있다. 신선한 채소나 과일보다 자극적이고 열량이 높은 가공식품을 선호하게 되었고, 넷플릭스나 유튜브 같은 영상 스트리밍 서비스의 확산으로 신체 활동마저 줄어들면서 체중계의 바늘은 꾸준히 오른쪽으로 향하고 있다.

　　　　　　　　　알고리즘, 당신의 체중을 설계하다

이러한 현상은 '미식의 역설'이라 부를 만한 아이러니이다. 맛있는 음식을 더 손쉽게 즐길 수 있게 되었지만, 그 대가로 건강과 점점 멀어지고 있기 때문이다. 그렇다고 해서 배달 앱을 삭제하거나, 먹방을 보지 말자는 이야기는 아니다. 다만, 디지털 기술이 어느새 나도 모르게 나의 식습관을 바꾸고 있다면, 그 과정을 한 번쯤 돌아볼 필요가 있다. 현대 환경이 제공하는 편리함을 거스를 수는 없지만, 그것에 휘둘릴 이유는 없다. 나와 가족의 건강을 위한 선택은 여전히 우리 자신의 몫이다.

디지털 시대의 진정한 미식가가 되는 방법을 함께 고민해 보자.

핵심 질문

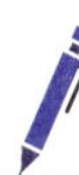

현대의 음식 문화가 '미식의 역설'이라 불리는 이유는 무엇인가?

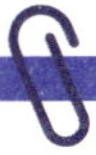 과거보다 훨씬 쉽고 풍요롭게 음식을 즐길 수 있게 되었지만, 고열량·고나트륨 음식 위주의 소비가 늘고 건강하지 못한 식습관이 형성되면서 오히려 건강과 점점 멀어지고 있기 때문이다.

우리의 수렵·채집 시절 유전자가 현대의 배달 앱 환경과 충돌하는 이유는 무엇인가?

과거 생존에 유리했던 '고열량 음식을 선호하고 에너지를 비축하려는 본능'이 언제든 손쉽게 고열량 음식을 주문할 수 있는 현대 환경과 만나면서 과잉 섭취와 비만을 유발하는 '진화적 부조화' 현상을 일으키기 때문이다.

먹방 콘텐츠는 우리에게 어떤 긍정적, 부정적 영향을 미치나?

 1인 가구의 외로움을 달래 주고, 마음껏 먹지 못하는 사람에게 대리 만족을 주는 긍정적 기능이 있지만, 과식과 폭식을 유발하고 뇌의 보상 회로와 호르몬을 자극해 가짜 식욕을 만들어 건강하지 못한 식습관을 형성할 수 있다.

생각할 거리

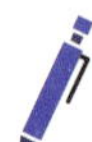

- ◆ 직접 요리하는 과정의 '불편함'이 우리에게 주는 의외의 장점은 무엇일까?
- ◆ 최근 일주일 동안 배달 앱을 이용해 주문한 음식을 떠올려 보자. 그 선택은 '건강'과 '편리함' 중 어느 쪽에 더 가까웠나?
- ◆ 먹방 영상을 본 직후, 갑자기 배가 고프거나 특정 음식이 먹고 싶어진 경험이 있나? 그렇다면 그 이유는 무엇일까?

다음 이야기

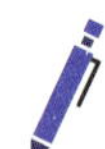

이처럼 디지털 기술은 우리의 식탁을 완전히 바꾸어 놓았다. 하지만 문제는 먹는 것에만 그치지 않는다. 우리가 소파에 누워 손가락 하나로 세상을 즐기는 동안, 몸은 조용히 움직임을 잃어 가고 있다. 다음 장에서는 OTT 서비스가 어떻게 우리의 소중한 움직임을 앗아 갔는지 살펴본다.

알고리즘, 당신의 체중을 설계하다

2장

스크린 속에 갇힌 현대인

: OTT가 앗아 간 움직임

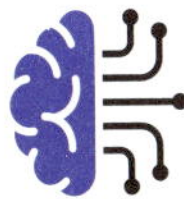

정주행의 유혹에 빠진 김 대리

고된 업무와 스트레스에 시달리던 김 대리에게 퇴근 후 넷플릭스 드라마 시청은 하루를 마무리하는 유일한 낙이었다. 처음에는 한두 편으로 만족했지만, 어느새 그의 밤은 넷플릭스에 완전히 잠식되기 시작했다.

특히 한 에피소드가 끝나기 무섭게 다음 에피소드가 자동으로 재생되는 기능은 김 대리를 소파에서 벗어나지 못하게 만들었다. 게다가 매회 절박한 순간에서 끊기는 이야기 전개는 다음 회차에 대한 궁금증을 참을 수 없게 했다. 도저히 "오늘은 여기까지만 봐야지!"라고 다짐할 수가 없었다.

"딱 한 편만 더!"라는 다짐은 매번 무너졌고, 시간은 어느새 새벽 두세 시를 훌쩍 넘기기 일쑤였다. 인기 드라마 시즌이 한꺼번에 공개되는 주말에는 밤샘 몰아 보기도 마다하지 않았다. 태블릿 화면에서 뿜어져 나오는 푸른 빛은 그의 멜라토닌 분비를 방해했고, 흥미진진한 스토리는 그의 소중한 잠을 앗아 갔다.

결국 부족한 잠은 김 대리의 일상에 심각한 지장을 초래했다. 아침에 눈을 뜨기가 점점 더 힘들어졌고, 회사에서는 꾸벅꾸벅 졸기도 했다. 만성적인 피로감은 업무 집중도를 떨어뜨렸고, 잦은 실수로 이어졌다.

김 대리처럼 퇴근 후 넷플릭스 시청으로 밤을 지새우고, 수면 부족으로 일상생활에 지장을 겪는 모습은 비단 특정 개인만의 이야기가 아니다. 우리는 인터넷만 연결되어 있다면 언제 어디서든 원하는 영상 콘텐츠를 시청할 수 있는 엄청난 경험을 하고 있지만, 과연 이러한 변화가 우리에게 긍정적인 영향만 미쳤을까? 이 편리함에는 대가가 없을까? 손쉽게 영상 콘텐츠를 즐길 수 있는 시대에 사는 우리의 신체 활동 양상은 어떻게 달라졌을까? 우리가 마주한 예상치 못한 건강상의 도전은 없을까?

　　　　알고리즘, 당신의 체중을 설계하다

⬡ 〈모래시계〉를 넘어 OTT 시대로

1995년에 방영된 SBS 드라마 〈모래시계〉는 평균 시청률 46%, 최고 시청률은 무려 64.5%를 기록할 만큼 큰 인기를 끌었다. 당시 드라마가 방영될 시간이면 거리가 한산해졌을 정도로, 사람들은 본방 사수를 위해 서둘러 귀가했다.

OTT 시대의 도래

하지만 이제 이런 풍경은 더 이상 찾아보기 어렵다. 기존 방송사나 케이블 TV 사업자를 거치지 않고, 인터넷을 통해 다양한 미디어 콘텐츠를 직접 사용자에게 제공하는 OTT(Over-The-Top) 서비스 덕분에, 이제 우리는 원하는 시간과 장소에서 원하는 방식으로 자유롭게 콘텐츠를 시청할 수 있게 됐다. 정해진 시간에 TV 앞에 앉아 기다리던 시대는 가고, 보고 싶을 때 언제든 시청할 수 있는 OTT 시대가 열린 것이다.

OTT 서비스의 장점은 여기에서 그치지 않는다. 국내외 영화, 드라마, 다큐멘터리, 예능 등 장르를 가리지 않는 방대한 콘텐츠, 다른 플랫폼에서는 볼 수 없는 오리지널 콘텐츠, 시청 기록과 취향을 분석하여 제공하는 개인 맞춤형 콘텐츠 추천 서비스 그리고 이어 보기, 다시 보기, 자막 설정, 화질 설정 등 사용자 편의를 극대화하는 다양한 기능을 갖추고 있다.

이처럼 OTT 서비스는 소비자에게 혁신적인 시청 경험을 제공하여 미디어 시청 형태를 근본적으로 변화시켰고, 나아가 우리의 생활 방식에도 큰 변화를 가져왔다. 이제 OTT 서비스는 단순한 미디어 플랫폼을 넘어 우리 사회의 문화, 소비 방식, 산업 구조 전반에 막대한 영향을 미치고 있다.

팬데믹이 바꾼 미디어 소비 방식

우리나라 국민의 OTT 이용 시간은 코로나19 팬데믹을 기점으로 폭발적인 증가세를 보였다. 팬데믹 이전인 2019년까지만 해도 OTT 시장은 꾸준히 성장하고 있었지만, 전통적인 TV 시청이 여전히 주를 이루었고 OTT는 보조적인 미디어 수단으로 활용되는 경향이 강했다.

그러나 팬데믹 기간에 사회적 거리 두기, 재택근무, 외출 자제 등으로 '집콕' 문화가 확산하면서 OTT 서비스는 가장 중요한 실내 여가 활동으로 급부상했다. 전반적인 미디어 이용 시간이 늘어났고, 특히 스마트폰을 활용한 동영상 시청이 크게 증가했다.

이러한 변화는 통계에서도 확연하게 드러난다. OTT 이용률은 2020년 66.3%에서 2023년 77.0%로 꾸준히 상승했다. 더욱 주목할 만한 점은 유료 이용률이 2020년 21.7%에서 2023년 57.0%로 급증

 알고리즘, 당신의 체중을 설계하다

했다는 사실이다.*

반면, 팬데믹 초기에 일시적으로 증가했던 TV 시청 시간은 이후 다시 감소 추세로 전환되었다. 이는 사람들이 TV 대신 OTT 서비스를 적극적으로 이용하기 시작했음을 명확히 보여 주는 지표다. 특히 20대의 19%는 TV를 전혀 보지 않는 것으로 나타나, 젊은 층의 TV 이탈 현상이 뚜렷해졌다.

⬡ OTT가 만든 새로운 시청 습관과 그 파급 효과

OTT 서비스의 대중화로 영상 콘텐츠 소비 방식이 크게 달라졌다. 그중에서도 특히 '정주행(Binge-Watching)' 문화는 이제 우리에게 익숙한 콘텐츠 소비 형태로 자리 잡았다. 본래 '정주행'이라는 단어는 "정방향으로 계속 운행함"을 뜻하지만, 온라인 콘텐츠 소비 맥락에서는 드라마나 웹툰 등 연속 시리즈물을 처음부터 끝까지 순서대로 몰아 보는 행위를 의미하게 됐다. 'Binge-Watching'이란 단어는 2013년 옥스퍼드 사전에 신조어로 등재됐고, 2015년 콜린스 사전이 '올해의 단어'로 선정했을 만큼 보편적으로 사용되고 있다.

---

*   방송통신위원회, '2024 방송매체 이용행태 조사'.

'정주행'의 탄생과 확산

과거 TV 방송이 위주였던 시절에는 드라마가 주 1~2회 방영되었기 때문에 '정주행'이라는 개념 자체가 존재하기 어려웠다. 그러나 OTT 서비스는 모든 회차를 한꺼번에 공개하거나, 이미 방영을 마친 작품을 언제든 시청할 수 있는 구조를 제공하여 몰아 보기가 가능해졌다.

시청자는 다음 회를 기다릴 필요 없이, 원하는 시간에 원하는 만큼 드라마를 몰아 볼 수 있는 자유를 누리게 되었다. 밤을 새워 시리즈를 완주하는 열성적인 시청자들이 나타났고, 이는 OTT 플랫폼에 대한 충성도를 더욱 높이는 결과로 이어졌다.

넷플릭스는 시리즈 공개 후 24시간 이내에 모든 에피소드를 시청하는 이용자를 '정주행 레이서(Binge Racer)'로 정의한다. 넷플릭스가 2012년부터 2016년까지의 시청 기록을 분석한 결과, 몰아 보기 경험이 있는 시청자는 2013년 20만 명에서 2016년 400만 명으로 늘어나, 4년간 무려 20배가 증가한 것으로 나타났다.

우리나라에서도 정주행 문화가 활발히 확산하고 있다. 2023년 한국리서치가 성인 1천 명을 대상으로 시행한 조사에 따르면, 응답자의 57%가 "프로그램을 몰아서 보는 편이다."라고 답했다.* 넷플

---

*   한국리서치, 'OTT 서비스 이용 행태와 콘텐츠 소비 트렌드' 조사(2023년 2월).

    알고리즘, 당신의 체중을 설계하다

릭스 오리지널 드라마 〈더 글로리〉와 같은 화제작이 공개될 때마다 소셜 미디어에서는 '몰아 보기 인증'이 유행처럼 번지기도 했다.

더 나아가 정주행 문화는 인기 시리즈가 새로 공개될 때마다 과거 시리즈를 다시 정주행하는 새로운 소비 행태를 낳았다. 예를 들어, 넷플릭스가 2021년 〈킹덤: 아신전〉을 공개하기 전후로, 2019년에 나왔던 〈킹덤〉 시리즈가 다시 관심을 얻으며 덩달아 상위 순위에 오르는 현상이 나타났다.

팬데믹으로 심화된 좌식 생활

팬데믹으로 인해 '집콕족'이 될 수밖에 없었던 사람들은 무료함과 고립감을 달래기 위한 돌파구로 OTT 서비스를 선택했고, 그 방대한 콘텐츠에 깊이 빠져들었다. 실제로 조사 결과에 따르면, 팬데믹 기간 전 세계적으로 OTT 서비스의 신규 가입자 수와 이용 시간이 급증했다.** 이 시기를 거치며 정주행 문화는 폭발적으로 확산하였고, 몰아 보기는 이제 누구나 즐기는 보편적인 문화 현상으로 자리 잡았다.

** 영국의 시장 조사 기관인 옴디아(Omdia)에 따르면, 2020년 OTT 시장은 전년 대비 약 35.6% 성장하며 역대급 성장률을 기록했다. 방송통신위원회가 발표한 '방송매체 이용 행태조사' 결과를 보면, 우리나라의 OTT 이용률은 2019년 52%에서 2020년 66.3%로 1년 만에 14.3%포인트 상승했다. 통계청 자료에 따르면, 2019년 58분이던 OTT 일평균 이용 시간은 2020년 1시간 13분, 2021년 1시간 20분으로 꾸준히 증가했다.

그러나 이러한 미디어 소비 방식의 변화는 우리의 신체 활동 양상에도 주목할 만한 변화를 가져왔다. 언제 어디서나 영상 콘텐츠를 즐길 수 있게 되면서, 많은 여가 시간이 운동이나 외부 활동 대신 스크린 앞 좌식 생활로 대체된 것이다. 우리에게 주어진 하루 24시간이라는 한정된 시간 자원 속에서 OTT 시청 시간이 늘어나면, 다른 활동에 할애할 시간은 자연스레 줄어들 수밖에 없다.

특히 넷플릭스의 '다음 에피소드 바로 보기' 버튼은 강력한 유혹으로 작용하여 시청자를 몇 시간이고 소파나 침대에 묶어 둔다. 넷플릭스 공동 CEO 리드 헤이스팅스(Reed Hastings)는 2017년 "우리의 가장 큰 경쟁 상대는 '수면 시간'입니다."*라고 밝힌 바 있다. 이는 자동 재생 기능이 단순한 사용자 편의가 아니라, 사용자의 시간을 최대한 붙잡아 두기 위해 정밀하게 설계된 중독 유도 장치임을 보여 주는 발언이다.

정주행을 시작한 순간, 시청자는 시리즈가 끝날 때까지 마치 감금된 듯한 상태에 놓이기 쉽다. 한 회가 끝나기도 전에 다음 에피소드가 자동으로 재생되니, 사용자는 리모컨을 만질 필요조차 없다.

---

* 이 발언은 2017년 4월, 넷플릭스의 1분기 실적 발표 콘퍼런스 콜에서 나온 것으로, 헤이스팅스는 경쟁 상대로 HBO, 아마존, 훌루와 같은 다른 OTT 서비스가 아닌, 사람들이 하루를 보내는 시간 그 자체라고 언급했다. 그중에서도 가장 큰 경쟁 상대로 수면 시간을 꼽으며, "넷플릭스 콘텐츠가 너무 재미있어서 사람들이 잠을 줄여서라도 보게 만드는 것이 우리의 목표"라고 말했다.

  알고리즘, 당신의 체중을 설계하다

그리하여 오랜 시간 같은 자세를 유지하는 좌식 생활이 극단적으로 심화된다.

팬데믹 이전만 해도 사람들은 일상에서 알게 모르게 꽤 많은 신체 활동을 했다. 출퇴근 시 대중교통을 이용하기 위해 걷거나 계단을 오르내리는 활동, 친구를 만나거나 외식을 위해 이동하는 활동, 사무실 내에서 회의실로 이동하거나 다른 동료의 자리로 움직이는 활동 등, 일상적으로 하던 움직임이 많았다. 하지만 집콕족이 되면서 이러한 신체 활동이 대부분 사라지고 말았다.

OTT가 만든 세대별 활동 격차

여러 조사 결과에 따르면, 젊은 층은 고령층에 비해 OTT 이용 시간이 긴 반면, 신체 활동에 할애하는 시간은 더 적은 경향을 보인다. 2024년 방송통신위원회가 발표한 '방송매체 이용행태조사' 결과를 보면, 20대의 하루 평균 OTT 시청 시간은 약 70분으로, 다른 연령대보다 월등히 길었다. 또한 2025년 CJ메조미디어가 발표한 '2025 타겟 리포트'에서는 30대의 OTT 이용 시간이 가장 긴 것으로 나타났다.

특히 20~30대는 학업이나 업무로 인한 좌식 시간이 길고, 남는 시간마저 영상 콘텐츠 소비에 할애하는 경향이 뚜렷하다. 질병관리청의 '국민건강영양조사'에 따르면, 젊은 층의 비만율 증가와 신체 활동 부족이 지속적으로 보고되고 있으며,* 이는 OTT 시청 시간 증가와 무관하지 않다고 여겨진다.**

한편, 40대 이상 중장년층과 고령층의 OTT 이용률과 시청 시간 역시 코로나19 팬데믹을 기점으로 빠르게 증가하고 있다.*** 다만 중장년층과 고령층은 젊은 세대에 비해 상대적으로 정보 및 학습 콘텐츠에 대한 선호도가 높고,**** 건강 관리에 관심이 많은 편이다. 또한, 동네 산책 등 꾸준한 신체 활동을 유지하는 경우가 젊은 층에 비해 많은 것으로 나타난다.*****

---

* 2023년 '국민건강영양조사' 결과에 따르면, 20대 남성의 비만율은 2022년 대비 지속적인 증가 추세를 보였으며, 20~30대 여성의 비만율도 전년 대비 큰 폭으로 상승한 것으로 나타났다. 같은 조사에서 20대는 신체 활동이 줄고 비만이 악화되었다는 분석이 제시되었다.

** 국내외 여러 연구에서는 스크린 타임 증가와 비만율 증가의 연관성을 지적한다. OTT 시청은 대표적인 비활동적 생활 방식으로, 활동량 감소, 간식 섭취 증가, 수면 부족 등을 유도해 비만 위험을 높인다.

*** 방송통신위원회의 '방송매체 이용행태조사'에 따르면, 40대 이상의 OTT 이용률이 꾸준히 증가하고 있다. 2024년 조사에서는 40대 90.7%, 50대 85.9%, 60대 66.7%로 나타났다. 젊은 층에 비해서는 상대적으로 낮지만, 매년 빠른 속도로 상승하고 있다.

**** 여러 미디어 이용행태 조사에 따르면, 중장년층과 고령층은 젊은 층에 비해 뉴스, 시사 보도, 교양 다큐멘터리 등 정보성 콘텐츠에 대한 선호도가 높다.

***** 질병관리청의 '국민건강영양조사' 등 여러 통계에 따르면, 꾸준히 걷기 운동을 하는 비율은 60대 이상에서 가장 높게 나타난다.

     알고리즘, 당신의 체중을 설계하다

🔷 우리 몸의 본능: 게으름은 죄가 아니다?

힘든 하루를 마친 뒤 넷플릭스를 보며 편안히 쉬거나, 주말 내내 소파에 파묻혀 '멍때리기'를 하며 시간을 보내는 일은 과연 나쁘기만 한 걸까? 운동의 중요성은 누구나 알고 있지만, 실천으로 옮기는 건 왜 이리 어려울까? 어쩌면 우리 유전자에 움직임을 최소화하려는 본능이 새겨져 있는 것은 아닐까?

휴식은 게으름이 아닌 충전의 시간

결론부터 말하자면, 우리의 이러한 행동은 단순한 게으름이 아니라 우리 유전자에 새겨진 매우 자연스러운 본능일 가능성이 높다. 몸과 마음의 에너지를 아끼려는 본능은 고된 하루를 보낸 우리에게 꼭 필요한 휴식의 의미를 지닌다.

스트레스로 가득한 하루 동안 긴장했던 뇌와 마음은 휴식을 통해 비로소 긴장을 풀고, 소모되었던 감정적·정신적 에너지를 회복한다. 특히 '멍때리는' 시간******에는 뇌가 아무것도 하지 않는 것처럼 보이지만, 실제로는 매우 중요한 작업을 수행한다. 마치 컴퓨

****** '멍때리는' 시간의 중요성은 현대 뇌과학에서 '디폴트 모드 네트워크(Default Mode Network, DMN)'라는 개념으로 설명된다. 뇌가 휴식을 취하는 것처럼 보일 때 오히려 중요한 인지적 기능을 수행한다는 사실은 여러 논문과 연구를 통해 입증되었다.

터가 대기 모드로 전환되어 불필요한 프로그램을 종료하고 시스템을 최적화하는 것과 비슷하다. 이 시간에 뇌는 하루 동안의 기억을 정리하고, 창의적인 생각을 다듬으며, 미래를 계획하는 등 중요한 작업을 수행하며 에너지를 재분배하고 휴식 상태로 전환된다.*

또한, 휴식은 육체적 피로를 풀고 근육의 긴장을 완화하여 다음 날 활동을 위한 에너지를 비축하게 한다. 충분한 휴식을 취하지 못하면 만성 피로, 집중력 저하, 면역력 약화로 이어질 수 있다.

과도한 스트레스와 자극이 일상화된 현대 사회에서 건강한 삶을 유지하려면 적절한 휴식이 필수이다. 그러므로 쉬는 것에 죄책감을 느낄 이유는 전혀 없다. 휴식은 선택이 아니라, 우리 삶에 꼭 필요한 일부분이다. 다만 몸과 마음의 진정한 건강을 위해서는 휴식만큼이나 꾸준한 움직임 또한 필요하다는 것은 자명한 사실이다.

운동이 중요한 건 알지만 실천하기 어려운 이유는?

건강을 위해 꾸준히 운동해야 한다는 사실을 모르는 사람은 없다. 하지만 현실은 녹록지 않다. 굳게 마음먹고 운동을 시작했다가도 '작심삼일'로 끝나는 경우가 허다하다. 운동의 중요성을 잘 알면

---

* 마커스 라이클(Marcus Raichle)은 '디폴트 모드 네트워크' 개념을 처음 제안한 신경과학자로, 뇌는 아무것도 하지 않을 때도 많은 에너지를 소모하며 내부적으로 중요한 작업을 수행한다는 사실을 밝혀냈다.

　　　　　　　　　　　알고리즘, 당신의 체중을 설계하다

서도 실천하지 못하는 이유는 단순히 의지 부족 때문만이 아니다. 여기에는 여러 요인이 복합적으로 작용한다.

우리의 생활 환경은 과거와는 비교할 수 없을 만큼 달라졌다. 선조들은 생존을 위해 끊임없이 몸을 움직여야 했다. 사냥, 채집, 농사, 이동 등 일상생활 자체가 곧 엄청난 에너지를 소모하는 활동이었다. 반면, 현대인은 '움직이지 않아도 되는' 환경에서 살고 있다. 배달 앱으로 음식을 주문하고, 자동차나 엘리베이터를 이용해 손쉽게 이동한다. 굳이 몸을 움직일 필요가 없는 세상이 된 것이다.

또한 바쁜 현대인이 따로 운동할 시간을 내기란 쉽지 않다. 과중한 업무와 학업에 시달리다 보면 지친 몸을 이끌고 헬스장에 가거나, 공원으로 조깅하러 나서는 일은 엄두조차 내기 어렵다. 게다가 디지털 기술의 발전은 좌식 생활을 더욱 고착시키고 있다.

운동 자체에 흥미를 느끼지 못하는 사람도 많다. 그들에게 운동은 지루하고, 고통스럽고, 억지로 시간을 내서 해야 하는 '의무'처럼 느껴질 뿐이다. 어떤 운동을 해야 할지 몰라 시작조차 못 하는 경우도 적지 않다.

눈앞에 계단과 엘리베이터가 있을 때 엘리베이터를 선택하는 것은 에너지를 아끼려는 뇌의 본능적인 명령이다. 반면, 운동은 이러한 뇌의 본능을 거슬러 의식적으로 에너지를 소모하는 행위이다. 본능에 반하는 행위를 하려면 당연히 큰 노력이 필요하다.

편안하게 앉아 재미있는 드라마를 보거나 소파에 누워 쉬는 것은 즉각적인 만족감을 준다. 하지만 운동은 그렇지 않다. 장기적으로는 분명 건강에 이롭지만, 그 효과가 눈에 띄게 나타나려면 오랜 시간이 걸린다. 단기적으로는 힘들고 불편하기만 하다.

하버드대학교의 진화생물학자 대니얼 리버먼(Daniel Liberman)은 "운동 그 자체는 인류 진화가 '하지 말라'고 외치던 행위"라며, 현대인에게 운동은 본능에 맞서야 하는 어려운 선택임을 강조했다. 그는 "인간은 게으르도록 진화한 것이 아니라, 불필요한 신체 활동을 피하도록 진화했다."라고 말한다. 즉, 인간은 태생적으로 '카우치 포테이토(Couch Potato)'일지도 모른다는 것이다.

오늘날 우리가 하는 운동은 사냥이나 채집, 혹은 맹수로부터 도망치는 것처럼 생존에 필수적인 활동도 아니고, 춤이나 놀이처럼 사회적 유대를 강화하고 즐거움을 주는 활동도 아닌 경우가 많다.

그러나 우리 몸속 깊이 자리한 '움직임을 최소화하려는 본능' 때문에 운동을 포기해야 한다는 뜻은 결코 아니다. 지나친 좌식 생활의 대가는 매우 심각하기 때문이다. 움직이지 않으면 우리 몸에서는 어떤 일이 벌어질까? 반대로, 꾸준한 운동은 우리에게 어떤 이점을 가져다줄까?

   알고리즘, 당신의 체중을 설계하다

✦ 움직이지 않는 대가 vs 운동이 주는 이득

소파에 누워 몸을 움직이지 않고 가만히 있으면, 당장은 편하고 힘든 일도 없으니 즐겁기만 하다. 하지만 좌식 시간이 늘어날수록 우리 몸은 엄청난 대가를 치르게 된다. 반대로, 운동하는 것은 처음에는 귀찮고 힘들 수 있지만, 시간이 지날수록 그로부터 얻는 이득은 엄청나게 불어난다. 한마디로 말해, 움직이지 않으면 건강을 잃는 대가를 치르게 되고, 꾸준히 운동하면 건강이라는 값진 보상을 얻어 우리의 삶이 풍요로워진다.

움직이지 않을 때 우리 몸이 치르는 대가

장시간 앉아 있는 생활 습관으로 인해 발생하는 건강 문제인 '좌식병(Sitting Disease)'*은 건강에 미치는 부정적인 영향이 매우 커서 '새로운 흡연'이라고 불릴 정도다. 신체 활동 부족은 전 세계 사망 원인 중 네 번째로 꼽힐 만큼 심각한 문제다. 특히 오랫동안 앉아 있는 습관은 규칙적으로 운동하는 사람에게조차 사망 위험을 높이는 독립적인 요인이 되는 것으로 알려져 있다.

---

* 의학계가 정의한 공식 질병은 아니지만, 좌식 생활로 인한 심각한 건강 위험을 경고하기 위해 널리 쓰이는 비공식적이고 대중적인 용어임.

1) 만성 질환 증가

지나친 좌식 생활은 각종 만성 질환으로 이어지는 지름길이다. 고혈압, 당뇨병, 심장 질환은 물론, 대장암이나 자궁내막암 같은 특정 암의 발병 위험도 높아진다. 장시간 앉아 있으면 혈액 순환이 원활하지 못하고 신진대사가 저하되면서 몸이 각종 질병에 취약한 상태가 되기 때문이다.

2) 근력 약화 및 골밀도 감소

몸을 움직이지 않으면 근육 사용이 줄어들어 자연스럽게 근력이 약해진다. 이로 인해 나이가 들수록 쉽게 넘어지거나 다칠 위험이 커지며, 골밀도 역시 감소하여 골다공증 발생 가능성이 높아진다.

3) 정신 건강 악화

신체 활동이 부족하면 우울감이나 불안감 같은 부정적인 감정이 생기기 쉽고, 스트레스 해소도 어려워진다. 또한, 지나친 스크린 시청은 수면의 질을 떨어뜨리고 일상 리듬을 교란하여, 다음 날 집중력 저하와 피로로 이어진다.

4) 체중 증가 및 비만

활동량이 줄어들면 열량 소모가 적어져 남은 에너지가 체지방으

 알고리즘, 당신의 체중을 설계하다

로 축적되기 쉽다. 이는 체중 증가와 비만으로 이어지고, 지나친 체중 증가는 또 다른 건강 문제를 초래한다.

5) 근골격계 질환

오랜 시간 앉아서 근무하는 직장인에게는 목·허리 디스크, 거북목증후군, 만성 요통 등이 흔하게 나타난다. 앉아서 스크린과 키보드만 장시간 들여다보는 생활은 관절과 척추에 지속적인 부담을 주어, 젊은 나이에도 관절의 퇴행성 변화를 유발하기도 한다.

결국 지나친 좌식 생활은 신체적·정신적 건강 전반에 심각한 위협이 된다. 여기서 명심할 점은 단순히 운동량이 부족해서가 아니라, 장시간 앉아 있는 생활 자체가 독립적인 건강 위험 요인이라는 사실이다. 따라서 건강을 증진하기 위해서는 운동량을 늘리는 것은 물론이고, 앉아 있는 시간을 줄이고 몸을 자주 움직이는 습관을 들이는 것이 중요하다.

운동이 우리에게 주는 혜택

규칙적인 신체 활동은 단순히 열량을 소모하는 행위를 넘어서, 우리 몸의 생리적·대사적 시스템에 근본적이고 긍정적인 변화를 일으킨다.

1) 인슐린 감수성 개선

운동은 인슐린 감수성*을 개선하는 데 가장 효과적인 방법이다. 근육은 인슐린 저항성**이 흔히 발생하는 부위인데, 운동을 통해 근육을 자극하면 혈액 내 포도당 소비가 촉진되어 혈당이 낮아지고, 지방 사용이 증가하여 인슐린 저항성이 개선된다. 이는 제2형 당뇨병*** 예방 및 관리에 결정적인 역할을 한다.

2) 대사 건강 증진 및 질병 예방

운동의 진정한 목적은 단순한 체중 감량이 아니라, 근육량을 늘려 대사 건강을 최적화하는 것이다. 근육량이 증가하면 기초대사율이 높아져 신체의 전반적인 대사 상태가 개선되고, 그 결과 고혈압, 제2형 당뇨병, 심장 질환뿐만 아니라, 대장암, 자궁내막암 등 특정 암의 발병 위험도 낮아진다. 활동량 감소로 인한 열량 소모 부족은 체지방 축적으로 이어져 비만을 유발하고, 비만은 또 다른 건강

---

* 우리 몸의 세포가 인슐린에 얼마나 잘 반응하는지를 뜻하는 말.

** 우리 몸의 세포가 인슐린에 둔감해지는 현상. 이를 방치하면 췌장이 인슐린을 과도하게 생산하다 지쳐 결국 제 기능을 상실하게 되고, 이는 제2형 당뇨병으로 이어진다. 또한, 높아진 인슐린 수치는 지방 축적을 유도하여 비만과 대사증후군의 원인이 된다.

*** 당뇨병의 종류 중 가장 중요한 두 가지는 인슐린이 거의 또는 전혀 분비되지 않는 제1형 당뇨병과 인슐린이 제 기능을 하지 못하는 제2형 당뇨병이다. 제2형 당뇨병은 전체 당뇨병 환자의 90% 이상을 차지하는 가장 흔한 유형이다.

 알고리즘, 당신의 체중을 설계하다

문제를 낳는다. 운동은 이러한 악순환을 끊어 주는 핵심 열쇠다.

3) 체중 설정값 조절

운동은 당연히 체중 조절에 도움이 된다. 그러나 단순히 열량 소모를 늘려서 체중이 줄어드는 것이 아니라, 체중 설정값**** 자체를 낮추는 효과가 있다. 규칙적인 운동은 스트레스 호르몬인 코르티솔***** 수치를 낮추고 인슐린 민감도를 개선하여 대사 건강을 향상시킨다. 또한, 렙틴 분비를 촉진하고 그렐린 분비를 억제하여 식욕을 효과적으로 조절함으로써 장기적인 체중 관리에 큰 도움을 준다.

4) 근골격계 강화

움직임이 부족하면 근육 사용이 줄어 근력이 약해지고 골밀도가 감소한다. 이는 낙상 및 골다공증 위험 증가로 이어진다. 웨이트 트레이닝이나 걷기, 달리기 같은 체중 부하 운동을 하면 근골격계가 강화되어 이러한 위험이 감소하며, 자세 개선과 요통 예방에도 도움이 된다.

**** 우리 몸이 스스로 유지하려고 하는 최적의 체중 범위를 의미하는 말.

***** 스트레스 상황에 부신 피질에서 분비하는 호르몬으로, 혈압과 혈당을 높이고 근육에 더 많은 에너지를 보내 신체가 스트레스에 대응할 수 있게 함.

5) 정신 건강 증진

운동은 뇌 혈류를 증가시키고 스트레스 호르몬을 감소시켜 인지 기능을 향상시키고, 우울감과 불안을 완화하는 효과가 있다. 규칙적인 운동이 치매 발생 위험을 약 30% 낮춘다는 보고도 있다.* 운동할 때 뇌에서 분비되는 엔도르핀은 기분을 좋게 만드는 천연 항우울제 역할을 한다.

6) 수면 개선 및 피로 감소

규칙적인 신체 활동은 숙면을 돕고 낮 동안의 피로를 줄이는 효과가 있다. 적절한 운동은 생체 리듬을 안정시켜 잠을 잘 잘 수 있게 하며, 이는 다시 일상생활의 활력으로 이어지는 선순환이 만들어진다.

7) 수명 연장 효과

운동의 강력한 효과는 수명 연장 효과에서 여실히 드러난다. 40세 이상 65만 5천 명을 대상으로 한 연구에서는 하루에 단 11분의 운동만으로도 기대 수명이 1.8년 늘어나고, 하루에 1시간가량

---

* 알츠하이머병 협회(Alzheimer's Association)에 따르면, 규칙적인 운동은 치매 발생 위험을 최대 30%까지 낮출 수 있는 것으로 나타났다.

 알고리즘, 당신의 체중을 설계하다

운동하면 최대 4.2년까지 기대 수명이 증가하는 것으로 나타났다. 규칙적으로 걷는 사람들은 심근경색과 뇌졸중 위험이 31% 감소한다는 연구 결과도 이를 뒷받침한다.

결론적으로, 운동으로 이점을 얻지 못하는 신체 기관이나 계통은 단 하나도 없다. 무엇보다 중요한 것은 규칙적으로 꾸준히 운동하는 것이다.

핵심 질문

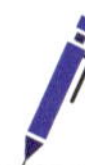

OTT 서비스의 '정주행(Binge-Watching)' 문화는 우리의 신체 활동에 어떤 영향을 미쳤나?

 다음 에피소드를 자동으로 재생하는 기능 등으로 시청자를 몇 시간이고 화면 앞에 붙잡아 두면서, 한정된 여가 시간을 운동이나 야외 활동에 쓰는 대신 스크린 앞에 앉아서 보내게 만들었다.

운동이 중요하다는 것을 알면서도 실천하기 어려운 이유는 무엇인가?

에너지를 절약하려 하고 즉각적인 보상을 선호하는 뇌의 본능과, 굳이 움직이지 않아도 되는 편리한 현대 환경이 복합적으로 작용하기 때문이다.

장시간 앉아 있는 생활 습관으로 인해 생기는 질병, 즉 '좌식병'이 우리 몸에 미치는 구체적인 위험은 무엇인가?

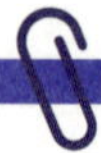 고혈압, 당뇨병 같은 만성 질환의 위험을 높이고, 근력 약화, 정신 건강 악화, 체중 증가는 물론, 목·허리 디스크 같은 근골격계 질환을 유발할 수 있다.

생각할 거리 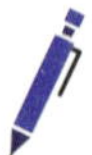

- ◆ '한 편만 더 봐야지'라고 생각하며 밤늦게까지 영상을 몰아 본 경험이 있나? 그때 당신을 멈추지 못하게 만든 가장 큰 이유는 무엇이었나?
- ◆ 당신의 하루 중 '어쩔 수 없이' 움직여야 했던 시간(출퇴근, 장보기 등)이 사라진다면, 그 시간을 무엇으로 채우게 될 것 같나?
- ◆ 일상에서 엘리베이터 대신 계단을 선택하기 어려운 이유는 단순히 '게으름' 때문일까?

다음 이야기 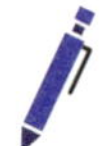

우리의 신체 활동량을 빼앗는 것이 OTT 서비스라면, 밤에는 우리의 잠을 훔쳐 가는 또 다른 범인이 있다. 다음 장에서는 침대 속까지 파고들어 우리의 수면을 방해하고 식욕을 폭발시키는 SNS의 숨겨진 영향력에 대해 알아본다.

3장

잠 못 드는 밤의 진짜 범인, SNS

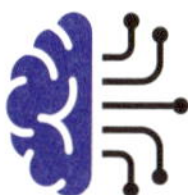

인스타그램과 함께하는 어느 대학생의 하루

서울의 한 대학교에서 디자인을 전공하는 평범한 20대 대학생 지민. 그녀의 하루는 인스타그램과 함께 시작해 인스타그램과 함께 끝난다.

아침 알람 소리에 겨우 눈을 뜬 지민이 가장 먼저 하는 일은 스마트폰을 집어 드는 것이다. 밤사이 올라온 인스타그램 알림을 확인하고, 친구가 올린 예쁜 카페 사진에 '좋아요'를 누르는 것으로 하루를 연다.

학교로 향하는 지하철 안에서도 끊임없이 피드를 넘기며 인기 있는 밈(meme)과 최신 트렌드를 놓치지 않는다. 강의 시작 전, 조별 과제

팀원들과 단체 사진을 찍어 '#대학생 #조별과제 #오늘도화이팅' 해시태그와 함께 스토리에 업로드하는 것도 잊지 않는다.

점심시간, 친구들과 함께 찾은 피자 맛집에서도 인스타그램은 빠질 수 없다. 먹음직스러운 피자 사진과 분위기 좋은 식당 내부, 친구들의 즐거운 얼굴까지 카메라에 담아, '#학교앞맛집 #피자 #먹스타그램' 해시태그를 달아 올린다. 즉시 올라오는 '좋아요'와 댓글을 확인하며 피자를 먹는 재미는 덤이다.

오후에는 도서관에 앉아 공부하는 모습을 찍어 '#열품타 #공부스타그램' 스토리로 인증한다. 공부에 집중하려 해도, 쉴 새 없이 울리는 인스타그램 알림은 친구들의 새로운 스토리가 올라왔음을 알린다. 친구들에게 '좋아요'와 댓글을 받으려면 나 역시 그들의 게시물에 반응해야 한다는 생각에 그녀는 다시 스마트폰을 손에 쥔다.

밤이 되면, 지민은 오늘 올린 게시물들의 '좋아요' 수와 댓글들을 확인하고, 친구들의 새로운 게시물을 구경하며 시간을 보낸다. 밤이 깊었지만 스마트폰을 손에서 놓을 수는 없다. 침대에 누워 새로운 챌린지 영상이나 짧은 코미디 클립 같은 '릴스' 영상을 보고 있노라면 시간이 어떻게 흘러가는지 모를 지경이다. 그러다 보면 시간은 어느새 새벽 2~3시가 훌쩍 넘어가 있다.

이렇게 인스타그램에 푹 빠져 지내던 지민에게 요즘 고민이 생겼다. 고등학생 시절에는 약간 통통한 편이었지만, 대학에 와서는 식단

　　　알고리즘, 당신의 체중을 설계하다

관리와 꾸준한 운동으로 꽤 만족스러운 몸매를 유지해 왔었는데, 요즘 들어 왠지 모르게 식욕이 당기고 살이 조금 붙은 것 같았다. 그러고 보니 요즘 야식을 찾는 날도 많아지고, 아침에 일어나면 얼굴이 퉁퉁 부어 있는 날도 잦아졌다.

인스타그램에 푹 빠져 지내는 지민의 사례는 비단 그녀만의 이야기가 아니다. 인스타그램을 비롯한 소셜 미디어에 지나치게 몰입하여 수면을 포함한 일상생활 전반에 지장을 받는 대학생들이 적지 않다.* 어릴 때부터 소셜 미디어와 함께 자라온, 이른바 '디지털 네이티브' 세대에게 SNS는 단순한 소통의 수단을 넘어, 자신을 표현하고 인정받는 중요한 도구가 된다. 하지만 온종일 스마트폰과 연결되어 지내다 보면 잠잘 시간이 부족해질 수밖에 없다.

그렇다면 디지털 기기와 소셜 미디어 사용이 늘어나면서 현대인의 수면 패턴에는 어떠한 변화가 나타났을까? 그것이 건강에 미치는 영향, 특히 비만과의 연관성은 없을까?

*	여러 연구 결과에 따르면, 대학생의 10~20%가 인스타그램을 비롯한 소셜 미디어 중독 현상을 보이며, 절반 이상이 SNS의 중독 요소를 체감하고 있는 것으로 나타났다.

수면의 기초와 수면 부족이 몸에 미치는 영향

프랑스의 계몽주의 사상가 볼테르는 "신은 현세의 여러 근심에 대한 보상으로 우리에게 수면과 희망을 주었다."라고 말했다. 그는 잠을, 온갖 근심과 걱정으로 하루를 보낸 사람들에게 신이 준 소중한 선물에 비유했을 만큼 중요하게 여겼다. 겉으로 보기엔 그저 정적인 휴식 상태로만 보이는 잠은 우리에게 그리도 소중한 것일까?

수면은 더 나은 삶과 진정한 성공을 위한 필수 투자

수면은 우리 삶에서 떼려야 뗄 수 없는 중요한 부분이다. 사람은 평생의 약 3분의 1에 해당하는 25~30년을 잠으로 보낸다. 그럼에도 많은 사람이 수면을 단순히 활동을 멈추고 쉬는 시간 정도로만 여긴다.

《수면 혁명》의 저자 아리아나 허핑턴(Arianna Huffington)은 수면을 훨씬 더 깊이 있게 바라보며, 잠을 자는 것은 결코 게으름이나 시간 낭비가 아니라고 강조한다. 오히려 잠은 건강, 생산성, 창의력, 의사 결정 능력을 최고조로 끌어올리는 가장 강력한 도구라고 정의한다. 허핑턴은 잠을 줄이는 것이 성공의 훈장이 아니라, 실패와 번아웃으로 가는 지름길이라고 말한다. 그녀에 따르면, 잠은 다음 날 최고의 컨디션을 만들기 위한 필수적인 투자이다.

허핑턴은 잠을 "모든 활동의 허브"라고 표현한다. 이는 수면이 단순한 신체적 휴식을 넘어 학습, 기억, 감정 조절, 면역 체계 강화 등 삶의 모든 영역과 긴밀하게 연결된 중심축이라는 뜻이다. 따라서 수면은 건강, 행복, 인간관계, 성공 등 우리가 추구하는 삶의 가치를 실현하기 위한 관문이라고 할 수 있다.

또한, 허핑턴은 잠을 통해 우리가 잃어버렸던 지혜, 직관 그리고 내면의 목소리와 다시 연결될 수 있다고 말한다. 외부와의 끊임없는 연결로 소진되는 현대인에게 수면은 온전히 자기 자신에게 집중하고 재충전하며, 삶의 균형을 되찾게 하는 신성하고 경이로운 시간이다.

잠을 자는 동안 우리 몸에서 벌어지는 놀라운 일들

수면은 단순한 휴식이 아니다. 그 시간 동안 우리 몸과 뇌는 적극적으로 활동하며 생명 유지에 필수적인 작업을 수행한다. 눈을 감고 잠이 드는 순간부터 깨어날 때까지 우리 몸속에서는 상상을 뛰어넘는 놀라운 일들이 벌어진다.

1) 신체 회복 및 재생 촉진

잠을 자는 동안 우리 몸은 낮 동안 손상된 세포와 조직을 복구하고, 새로운 세포를 생성하여 신체 각 부위의 기능을 유지하고 강화한다. 피부, 근육, 뼈 등 모든 조직이 회복되며, 육체적 피로를 해소하고 소진된 에너지를 재충전해 다음 날 활동을 위한 최적의 상태를 만든다.

2) 뇌 기능 최적화

수면 중에는 뇌 기능이 최적화된다. 잠을 자는 동안 우리의 뇌는 깨어 있을 때 습득한 정보를 분류하고, 중요한 기억은 장기 기억으로 전환하며, 불필요한 정보는 지우는 작업을 수행한다. 또한 낮 동안 뇌 활동으로 쌓인 독성 단백질(베타-아밀로이드* 등)을 포함한 노폐물을 제거하여 알츠하이머병과 같은 신경 퇴행성 뇌 질환의 위험을 낮춘다.

3) 각종 질병 위험 감소

충분한 수면은 심장 마비, 뇌졸중, 당뇨병, 비만, 고혈압 등의 위험을 낮춘다. 잠이 부족하면 스트레스 호르몬인 코르티솔 수치가 높아지고, 식욕을 조절하는 호르몬인 렙틴과 그렐린의 균형이 깨져 체중 증가로 이어질 수 있다.

---

* 뇌에서 만들어지는 아주 작은 쓰레기 단백질 조각으로, 알츠하이머병에서는 제때 치워지지 않고 쌓여서 큰 쓰레기 더미(플라크)를 만들어 뇌가 제대로 작동하지 못하게 됨.

 알고리즘, 당신의 체중을 설계하다

4) 면역력 강화

잠은 면역 체계를 강화하는 데 핵심적인 역할을 한다. 잠자는 동안에는 질병과 싸우는 단백질인 사이토카인**의 생성이 활발해져 감염에 대한 저항력을 높인다. 또한, T세포***와 같은 면역 세포의 활성도를 높여 면역력 강화에 이바지한다.

5) 호르몬 균형 유지

수면은 우리 몸의 다양한 호르몬 균형을 유지하는 데 필수적이다. 깊은 수면 중에는 성장 호르몬이 활발히 분비되어 신체 회복과 성장, 면역력 강화에 도움을 준다. 또한 수면은 렙틴과 그렐린의 균형을 유지하여 식욕과 체중 조절에 중요한 역할을 한다. 수면을 유도하는 호르몬인 멜라토닌은 수면 중 분비량이 늘어나고, 각성과 관련된 호르몬인 코르티솔은 한밤중에 수치가 가장 낮아진다.

6) 감정 조절 및 정신 건강 유지

수면은 스트레스를 완화하고 감정을 안정시키는 데도 도움을 준

** 면역 세포들이 서로 소통하기 위해 사용하는 작은 신호 전달 물질로, 면역 체계가 유기적으로 작동하도록 돕는 핵심적인 조절자 역할을 함.

*** 외부에서 침입한 바이러스나 세균, 또는 비정상적인 암세포를 찾아내고 공격을 지시하는 면역계의 사령관 역할을 하는 세포임.

다. 충분한 수면은 우울감과 불안을 줄이고 스트레스에 대한 회복
탄력성을 높여 준다.

이처럼 수면은 무의미하게 보내는 시간이 아니라, 몸과 마음을
되살리는 보약 같은 시간이다. 깨어 있는 동안 쉴 새 없이 움직인
뇌를 쉬게 하는 소중한 시간이며, 우리의 기억을 더 세밀하게 다듬
는 또 하나의 학습 기간이기도 하다. 허핑턴의 말처럼 "행복과 성
공의 시작은 숙면"이라고 할 수 있다. 적절한 수면은 우리를 더 건
강하고 행복한 삶으로 이끈다.

수면의 단계: 렘수면과 비렘수면

수면은 비렘수면(non-rapid eye movement sleep, NREM sleep)과 렘수
면(REM sleep)으로 나뉘며, 이 두 단계가 약 90분 주기로 반복된다.

비렘수면은 전체 수면의 약 75%를 차지하며, 신체적 회복이 주
로 일어나는 단계이다. 이 단계는 다시 얕은 수면(1, 2단계)에서 깊은
수면(3단계)까지 세 단계로 나뉜다. 비렘수면 중에는 심박수와 호흡
수가 느려지고, 체온이 내려가며 몸이 깊은 휴식 상태에 들어간다.
특히 깊은 수면 단계에서는 성장 호르몬 분비가 활발해지고, 손상
된 세포와 조직이 복구되는 등 신체 회복 기능이 가장 활발하게 작
동한다.

　알고리즘, 당신의 체중을 설계하다

렘수면은 전체 수면의 약 25%를 차지하며, 정신적 회복이 주로 일어나는 단계이다. 비렘수면 이후에 나타나며, 이름 그대로 눈동자가 빠르게 움직인다. 뇌 활동은 깨어 있을 때처럼 활발하지만, 근육은 거의 마비 상태여서 '역설적 수면'이라고도 불린다. 이 단계에서 우리는 주로 꿈을 꾸게 된다.

하룻밤 동안 이 두 수면 단계는 4~6회 정도 반복되며, 초반에는 비렘수면의 비중이 높다가 아침에 가까워질수록 렘수면의 비중이 점차 늘어난다. 수면 구조는 나이에 따라 변화하는데, 나이가 들수록 깊은 수면의 양이 줄어들어 수면이 얕아지고 그만큼 자주 깨는 경향을 보인다.

잠이 부족할 때 생기는 문제

수면 부족은 개인의 건강을 해칠 뿐 아니라 사회 전반에도 여러 가지 부정적인 영향을 미친다. 마치 톱니바퀴 하나만 빠져도 전체 시스템이 제대로 작동하지 않는 것처럼, 잠이 부족하면 우리 삶의 여러 측면에서 문제가 생긴다.

잠이 부족하면 우리의 몸과 마음 모두에서 즉각적으로 부정적인 변화가 나타난다. 면역력이 약해져 잔병치레가 잦아지고, 집중력과 기억력이 저하되어 업무나 학습 효율이 떨어진다. 또한 감정 기복이 심해지고 예민해지며, 피부 문제나 다크서클 등 외모에도 악

영향을 미칠 수 있다. 결국 만성 피로와 스트레스가 쌓여 전반적인 삶의 질이 저하된다.

역학적 조사에 따르면, 수면 부족은 청소년과 성인의 비만 위험을 높이는 요인으로 나타났다. 특히 청소년기에는 잠을 적게 잘수록 비만 유병률이 높게 나타났다. 한국보건산업진흥원의 연구에 따르면, 하루 평균 수면 시간이 7시간 이상인 학생들에 비해 5시간 이하인 학생들은 비만 위험이 무려 2.3배 높았다. 성인의 경우, 하루 5시간 미만으로 잠을 자는 사람은 7시간 잠을 자는 사람에 비해 비만 위험이 1.25배 높은 것으로 보고되었다.

수면 부족은 개인의 문제를 넘어, 사회 전체에도 큰 파급 효과를 가져온다. 학교와 직장에서의 생산성이 감소하고, 집중력 저하로 산업 재해나 졸음운전 등 각종 안전사고의 발생 위험이 증가한다. 또한 수면 부족으로 인해 발생하는 질병이 늘어나면서 사회 전체의 의료비 지출 부담이 커지고, 경제 활력이 저하되어 사회적 비용이 증가한다. 결국 이러한 현상은 국가 경쟁력 약화, 국민 전체의 삶의 질 저하로 이어질 수 있다.

이처럼 잠은 단순한 휴식이 아니라 개인의 건강과 삶의 질, 사회 전반의 안전과 생산성에 큰 영향을 미치는 중요한 요소이다. 충분한 수면은 개인의 행복을 지키는 동시에, 더 건강하고 지속 가능한 사회를 만들어 가는 데 필수적임을 잊지 말아야 한다.

 알고리즘, 당신의 체중을 설계하다

✦ 디지털 시대, 잠 못 이루는 현대인

디지털 기술의 눈부신 발전은 우리 삶을 훨씬 더 편리하고 효율적으로 만들어 주었다. 하지만 그와 동시에 예상치 못한 건강 문제들이 나타났는데, 그중 하나가 바로 수면 패턴의 급격한 변화이다. 우리나라뿐만 아니라 전 세계적으로 많은 사람이 만성적인 수면 부족과 수면 장애를 겪고 있으며, 잠에 대한 만족도도 점차 낮아지고 있다. 현대인의 수면 패턴이 이처럼 달라진 이유는 여러 가지가 있겠지만, 그중에서도 가장 큰 원인은 디지털 기기의 폭발적인 보급과 그로 인한 생활 양식의 변화라고 볼 수 있다.

인공조명과 스크린이 점령한 현대인의 밤

디지털 시대가 오기 전, 특히 전기 조명이 없던 시절에는 사람들의 수면 습관이 지금과는 아주 달랐다. 인공조명이 없었으니, 해가 뜨면 일어나 활동하고, 해가 지면 쉬고 잠드는 식으로 자연의 낮과 밤 주기에 맞춰 생활했다.

그러나 오늘날 우리는 밤새도록 켜져 있는 인공 불빛과 끊임없이 쏟아지는 디지털 자극 속에서 살아간다. 그 결과 잠자리에 드는 시간이 과거보다 훨씬 늦어지고, 총 수면 시간 또한 크게 줄어들었다. 잠들기 직전까지 스마트폰이나 태블릿을 사용하는 경우가 많기 때문이다.

노르웨이의 한 연구에 따르면, 잠들기 전에 디지털 기기 화면을 보는 것만으로도 수면 시간이 평균 24분 줄어들고, 불면증 위험이 무려 59% 증가했다고 한다.* 늦은 밤까지 동영상을 보거나, SNS를 하거나, 게임을 하다 보면 뇌는 계속 각성 상태를 유지하여 잠들기 어렵게 된다.

디지털 기기는 우리의 수면 시간을 줄일 뿐만 아니라 수면의 질까지 크게 떨어뜨린다. 미국 국립수면재단 역시 "소셜 미디어의 과도한 사용은 수면의 질을 떨어뜨리고 다양한 수면 문제를 유발할 수 있다."라고 경고했다. 실제로 미국인의 70% 이상이 침대에 누운 채 SNS를 확인하는 것으로 조사되었다.

수면 빈곤국, 대한민국

한국인의 수면 시간은 전 세계적으로 매우 낮은 수준이다. 이는 단순한 피로감을 넘어 개인의 건강과 사회 전반에 걸쳐 심각한 문제를 초래하고 있다.

2024년 대한수면연구학회가 발표한 보고서에 따르면, 우리나라

---

* Hjetland, G. J., et al. "How and when screens are used: comparing different screen activities and sleep in Norwegian university students." *Frontiers in Psychiatry*, vol. 16, 2025.

 알고리즘, 당신의 체중을 설계하다

국민의 평균 수면 시간은 6시간 58분으로, OECD 평균보다 약 18%나 적어 최하위권에 머물렀다. 슬립테크 기업 에이슬립(Asleep)이 발간한 '2025 대한민국 수면 리포트'에서는 한국인의 평균 수면 시간이 5시간 59분에 불과해, 권장 수면 시간(7~9시간)보다 1시간 이상 부족하다고 지적했다.

매일 숙면하는 사람의 비율도 매우 낮아 7%에 불과하다. 이는 글로벌 평균인 13%의 절반 수준이며, 무려 응답자의 60%가 수면 문제를 겪고 있다고 답했다. 이케아가 2025년 발표한 '이케아 수면의 발견' 보고서에 따르면, 한국의 종합 수면 지수는 59점으로 전 세계 평균(63점)보다 낮았고, 조사 대상 57개국 중 50위에 그쳤다.

수면 부족으로 인해 수면 장애를 겪는 환자 수는 꾸준히 늘고 있다. 국민건강보험공단 자료에 따르면, 2024년 한 해 동안 124만 명이 수면 관련 진료를 받았는데, 이는 2019년(99만 명) 대비 약 24% 증가한 수치다. 특히 60대 환자가 전체 수면 장애 환자의 23%를 차지하며 가장 높은 비중을 보였다.

우리나라 사람들의 수면 부족 원인은 복합적이지만, 가장 큰 원인으로는 심리적 스트레스가 꼽힌다. 응답자의 63%가 개인적인 불안, 경제적 문제, 진로 및 취업 고민 등 심리적 스트레스 때문에 잠을 이루지 못한다고 답했다. 또한, 44% 이상이 숙면을 방해하는 요인으로 취침 전 디지털 기기 사용을 지목했다.

✦ 디지털 환경이 수면을 교란하는 방식

오늘날 우리는 '항상 연결된' 디지털 환경 속에서 살아간다. 스마트폰은 단순한 통신 기기를 넘어 우리 몸의 일부처럼 붙어 다니며, 와이파이나 이동 통신망 덕분에 언제 어디서든 디지털 세상에 접속할 수 있다. 친구, 가족, 동료와 실시간으로 소통하는 메신저 앱, 전 세계 사람들과 관계를 맺고 정보를 공유하는 소셜 미디어 플랫폼, 원하는 시간에 원하는 콘텐츠를 즐기는 OTT 서비스, 재택근무나 원격 협업을 가능하게 하는 화상 회의와 클라우드 기반 문서 공유 등 디지털 기술의 예시는 끝없이 이어진다.

블루 라이트의 생체 시계 교란 효과

우리 몸은 일주기 리듬(circadian rhythm)이라는 24시간 주기의 생체 시계에 맞춰 움직인다. 이 리듬은 생화학적·생리학적·행동학적 흐름을 조절하며, 우리의 인지 기능, 신진대사, 수면-각성 주기 등 여러 생체 기능에 영향을 준다. 뇌의 솔방울샘에서 만들어지는 멜라토닌은 일주기 리듬을 따르는 수면 유도 작용을 지닌 밤의 호르몬이다. 한낮의 햇빛 아래에서는 멜라토닌 분비가 억제되지만, 어두워지면 분비량이 증가하여 잠이 오게 한다. 반면, 코르티솔은 잠에서 깨어난 직후인 오전 6~8시 무렵에 최고 수준으로 증가하여

 알고리즘, 당신의 체중을 설계하다

다가올 스트레스에 대비하도록 돕는다. 멜라토닌 수치가 가장 높은 시기인 한밤중에는 코르티솔 수치가 가장 낮아, 편안한 잠을 잘 수 있게 한다.

문제는 스마트폰에서 나오는 블루 라이트(청색광)다. 이 빛은 인류가 수십만 년 동안 적응해 온 자연 신호를 무력화해 버렸다. 우리 눈 망막에 있는 내인성 광수용 신경절세포라는 특정 광수용체가 블루 라이트에 반응하여 활성화되면 멜라토닌 분비가 억제되기 때문이다. 하버드대학교의 연구에 따르면, 블루 라이트와 그린 라이트(녹색광)를 같은 밝기로 6.5시간 동안 노출했을 때, 블루 라이트의 멜라토닌 억제 효과는 그린 라이트보다 약 2배 더 강했으며, 생체 리듬을 정상보다 약 3시간 늦춘 것으로 나타났다.

사실 블루 라이트에 의한 멜라토닌 억제는 낮 동안 햇빛 아래에서 자연스럽게 일어나는 현상이다. 그러나 한밤중에 강력한 인공 광원, 특히 LED 기반 스마트폰에서 나오는 블루 라이트에 노출되면, 뇌는 아직 낮이라고 착각하게 된다. 멜라토닌 분비는 억제되고 우리 몸은 밤을 밤으로 인식하지 못하고 낮처럼 반응하게 된다. 인류는 진화 역사상 밤에 이렇게 많은 시각적 자극을 받은 적이 없었기에, 현재의 디지털 환경은 우리 몸의 진화적 특성과 부조화 현상을 일으키고 있다.

리벤지 밤샘

최근 화제가 된 용어인 '리벤지 밤샘(Revenge Bedtime Procrastination)' 혹은 '보복성 취침 지연'은 해야 할 일을 미루듯이 잠자는 시간을 의도적으로 미루는 현상을 일컫는다. 특히 낮 동안 업무나 가사 등으로 스트레스를 받거나 통제할 수 없는 시간을 보낸 후, 자기 삶에 대한 통제권을 되찾고 싶다는 욕구 때문에 스스로 잠드는 시간을 늦추는 행위를 말한다. 미국 국립수면재단은 이를 "자유 시간이 부족한 일상을 이유로, 여가 시간을 확보하기 위해 수면을 희생하겠다는 결정"으로 정의했다.

리벤지 밤샘이 성립하려면 세 가지 핵심 요소가 필요하다. 첫째, '의도적인 취침 지연'이다. 총 수면 시간이 줄어들 것을 알면서도 잠자리에 드는 시간을 의도적으로 늦추는 것이다. 둘째, '외부 요인 없는 자발적 지연'이다. 질병이나 외부의 강제적 요인 없이 스스로 선택하여 늦게 잠자리에 든다. 셋째, '부정적 결과에 대한 인식'이다. 늦게 자는 것이 부정적인 결과를 초래할 수 있음을 알면서도 이러한 행동을 이어 간다.

결국, 리벤지 밤샘은 단순한 취침 지연이 아니라, 현대인의 스트레스와 디지털 환경 속에서 나타나는 심리적 보상 행위이다. 하지만 결과적으로 충분한 수면 시간을 확보하지 못하게 되어 다음 날 피로, 집중력 저하, 생산성 감소 등으로 이어지는 악순환을 초래하

 알고리즘, 당신의 체중을 설계하다

게 된다.

이 용어는 2010년대 후반 중국에서 '996 근무 시스템'*과 관련하여 생겨난 것으로 보인다. 특히 코로나19 팬데믹으로 재택근무가 늘고 근무 시간이 불규칙해지면서 수면 문제를 겪는 사람이 많아졌고, 리벤지 밤샘 사례도 함께 증가했다.

이 현상은 특히 여성과 학생에게서 주로 나타난다. 여성은 가사와 육아 부담으로, 학생은 학업으로 인해 낮 시간의 통제력이 부족하다고 느끼기 쉽기 때문이다. 그리고 밤에 잠을 미루는 사람들은 그렇지 않은 사람들보다 잠들기 전 3시간 동안 스마트폰 사용 시간이 훨씬 긴 것으로 나타나(평균 79.5분 vs 17.6분) 스마트폰 사용과의 상관성이 높은 것으로 조사되었다.

리벤지 밤샘은 전 세계적으로, 특히 젊은 세대에서 널리 관찰된다. 미국 매트리스 회사 아메리슬립(Amerisleep)이 시행한 설문 조사에서는 응답자의 51%가 리벤지 밤샘을 한다고 답했다. 특히 Z세대**가 가장 큰 영향을 받고 있으며, 그들의 평균 취침 시간은 밤 12시 30분으로, 다른 세대보다 훨씬 늦은 것으로 나타났다.

우리나라의 경우, 아직 이에 관한 대규모 통계는 부족하다. 하지

---

* 중국 일부 회사에서 불법적으로 시행하는 근무 일정으로, 오전 9시부터 오후 9시까지 주 6일 일하는 72시간 근무를 말함.

** 1990년대 중반에서 2010년대 초반에 태어난 세대로, '디지털 네이티브'라고 불림.

만 꾸준히 증가하는 수면 환자 수, 청소년 및 젊은 성인의 높은 수면 부족 비율, 워라밸(Work-Life Balance)에 대한 사회적 관심 증대 등으로 미루어 볼 때, 리벤지 밤샘 현상도 상당한 수준으로 존재할 것으로 예상된다.

SNS의 정서적 자극

SNS는 댓글, '좋아요', 친구 소식, 연예인 뉴스, DM(다이렉트 메시지) 등 다양한 정보로 가득하다. 이 정보들은 우리의 감정을 끊임없이 자극한다. 물론, 재밌고 기분 좋은 소식도 많지만, 때로는 부정적인 감정을 유발하거나 다른 사람과 비교하게 만들고, 불안, 분노, 질투 같은 마음을 부추기기도 한다. 특히 한밤중 혼자 침대에 누워 SNS를 하면 이러한 자극이 훨씬 더 강하게 느껴질 수 있다. 문제는 이렇게 밤늦게 받는 강렬한 정서적 자극이 우리의 뇌를 지속적인 각성 상태에 놓이게 하여 수면에 매우 부정적인 영향을 미친다는 점이다.

연구 결과에 따르면, SNS를 과도하게 사용하는 사람은 잠드는 데 더 오랜 시간이 걸리고, 전체 수면 시간도 줄어드는 등 수면의 질이 전반적으로 저하되는 경향을 보였다. 이러한 현상은 특히 우울감이 높은 사람들에게서 두드러졌다. SNS 사용 시간이 늘어날수록 우울감, 외로움, 자존감 저하 등 정신 건강 문제가 심화할 가능

   알고리즘, 당신의 체중을 설계하다

성도 함께 높아지는 것으로 나타났다.

사람들은 대개 여행 사진, 맛있는 음식, 취미 활동, 멋진 외모 등 행복하고 긍정적인 모습만 선별해 SNS에 공유한다. 하지만 이를 보는 사람들은 타인의 완벽해 보이는 삶과 자신을 끊임없이 비교하게 된다. 이러한 비교 심리는 자존감을 떨어뜨리고 불안감과 우울감을 키운다.

SNS의 사회적 기능 또한 수면에 부정적인 영향을 미친다. 사람은 누구나 다른 사람과 연결되고 싶은 욕구를 가지고 있다. SNS는 24시간 내내 사회적 상호 작용을 할 기회를 제공한다. 친구들의 새로운 게시물이나 메시지가 늦은 밤에도 올라올 수 있으므로, 지금 자면 자신만 뒤처지거나 좋은 것 또는 중요한 것을 놓칠지도 모른다는 불안감이 생기기 쉽다. 이러한 '포모(FOMO, Fear of Missing Out)' 심리는 잠자리에 들어서도 스마트폰을 계속 확인하게 만드는 강력한 요인이 된다. 이는 잠드는 시간을 지연시키고, 자는 동안에도 무의식적으로 알림을 기다리거나 중간에 일어나 확인하게 만들어 수면의 연속성을 방해한다. 실제로 포모 성향이 높은 사람들은 잠자리에 든 직후 15분 이내에 SNS를 확인하는 비율이 높았고, 이러한 행동이 수면 문제를 유발했다는 연구 결과도 있다.

✦ 수면 부족이 식욕을 폭발시키는 과학적 원리

잠을 충분히 자지 못한 다음 날, 유독 식욕이 왕성해지고 고열량 음식이 당긴 경험이 있을 것이다. 식이요법과 운동을 병행하며 초반에는 체중을 꽤 줄였지만, 시간이 조금 지난 후부터는 처음만큼의 뚜렷한 효과가 나타나지 않는다고 하소연하는 사람도 많다. 이런 경우 흔히 식단이나 운동량 부족을 원인으로 꼽지만, 사실 수면 부족 역시 우리가 쉽게 간과하는 중요한 요인이다. 수면이 부족하면 식욕 조절 호르몬의 균형이 무너지고, 뇌의 보상 시스템이 과도하게 활성화되어 식욕이 폭발적으로 증가한다. 단순히 배가 고픈 수준을 넘어, 고열량 음식에 대한 갈망이 강해지는 이유도 여기에 있다.

식욕 조절 호르몬의 불균형

1) 렙틴의 감소와 그렐린의 증가

렙틴은 지방 세포에서 분비되는 호르몬으로, 뇌에 "배가 부르니 그만 먹어."라는 신호를 보낸다. 렙틴 수치가 높아지면 뇌는 에너지가 충분하다고 판단해 식욕을 억제한다. 그러나 잠이 부족하면 렙틴 분비가 감소하여 배가 불러도 포만감을 덜 느끼게 된다.

    알고리즘, 당신의 체중을 설계하다

반면 그렐린은 위에서 분비되는 '배고픔 호르몬'으로, 뇌에 배고픔 신호를 보내 식욕을 자극한다. 잠을 충분히 자는 동안 그렐린은 감소하지만, 수면이 부족하면 오히려 그렐린 분비가 늘어나 결국 필요 이상으로 강한 허기를 느끼게 된다.

즉, 잠이 부족하면 렙틴이 줄어들어 포만감은 덜 느끼고, 그렐린은 늘어나 허기는 더 강하게 느낀다. 이 두 호르몬의 불균형은 결국 과식으로 이어져 체중 증가의 원인이 된다. 이것이 바로 "잠을 잘 자야 살이 빠진다."라는 말의 과학적 근거이다.

2) 코르티솔과 NPY의 증가

수면이 부족하면 체내 코르티솔 수치가 상승해 살이 찌기 쉬워진다. 이 호르몬은 우리 몸이 스트레스나 위기 상황에 대처하도록 도와주는 역할을 하지만, 잠이 부족해 만성적으로 분비되면 여러 가지 문제를 일으킨다.

코르티솔이 지속적으로 높게 유지되면 우리 몸은 에너지를 비축하기 위해 지방, 특히 뱃살을 늘린다. 또 코르티솔은 혈당을 높이고, 이는 다시 인슐린 분비를 자극하여 혈당을 떨어뜨린다. 이런 급격한 혈당 변화는 '가짜 배고픔'을 유발하며, 우리 몸은 혈당을 빠르게 올릴 수 있는 단 음식을 찾게 된다.

잠 못 드는 밤, 유난히 야식이 생각나는 이유도 코르티솔과 관련이 있다. 코르티솔이 높아지면 뇌에서 분비되는 신경펩타이드*인 뉴로펩타이드 Y(neuropeptide Y, NPY)가 함께 증가하는데, 이 물질은 식욕을 강하게 자극하고, 특히 탄수화물 섭취를 유도한다. 이것이 우리가 잠이 부족할 때 달고 기름진 음식을 더 찾게 되는 이유다.

3) 엔도칸나비노이드 시스템의 활성화

잠이 부족할 때 야식이 더 생각나는 것은 우리 몸속의 특별한 신호 체계인 엔도칸나비노이드 시스템(Endocannabinoid System)의 활성화와도 관련이 있다. 이 시스템은 몸의 균형을 유지하는 역할을 하며, 특히 식욕 조절에 깊이 관여한다. 잠이 부족해지면 이 시스템이 과활성화되어 2-아라키도노일글리세롤(2-arachidonoylglycerol, 2-AG)이라는 물질이 증가한다. 2-AG는 뇌의 보상 회로를 자극해 쾌감과 만족감을 높이며 식욕을 증가시킨다.

2-AG 수치가 높아지면 단순히 배고픔만 느끼는 것이 아니라, 음식을 먹는 행위 자체에서 얻는 즐거움이 훨씬 크게 느껴진다. 특히 달고 기름진 음식에 대한 욕구가 강해져 과식으로 이어질 가능성이 높아진다.

---

*　신경 세포들이 서로 소통하기 위해 사용하는 작은 단백질 신호 물질. 신경 전달 물질처럼 작용하지만, 더 복잡하고 장기적인 영향을 미침.

　알고리즘, 당신의 체중을 설계하다

뇌 기능 및 보상 시스템의 변화

수면 부족은 뇌의 기능과 보상 시스템에도 직접적인 영향을 미쳐 음식 선택과 섭식 행동을 변화시킨다.

1) 전두엽 기능의 둔화와 편도체 활동의 활성화

뇌의 가장 앞쪽에 있는 전두엽은 합리적이고 이성적인 판단을 내리는 곳이다. 다이어트를 위해 눈앞의 초콜릿 유혹을 참는 것처럼, 장기적인 목표를 위해 충동적인 욕구를 억제하는 역할을 한다. 그런데 잠이 부족하면 전두엽의 기능이 저하되어, 당장 기분이 좋아지게 만드는 달고 짜고 기름진 고열량 음식에 대한 충동을 이겨내기가 어려워진다.

반면 뇌에서 감정 처리를 담당하는 편도체는 수면 부족 상태에서 오히려 과도하게 활성화된다. 편도체는 불안이나 스트레스 같은 감정과 밀접한 관련이 있어, 잠이 부족할수록 단맛, 짠맛, 기름진 음식에 대한 갈망이 더욱 커진다. 즉, 감정적으로 이러한 자극적인 음식에 더 강하게 끌리게 되는 것이다.

실제로 미국의 한 연구에서는, 잠을 못 잔 사람들이 충분히 잔 날에 비해 초콜릿이나 감자칩 같은 고열량 음식을 평균 600kcal 더 섭취한 것으로 나타났다. 이들의 뇌를 촬영한 결과, 잠을 못 잔 날에는 합리적 판단을 담당하는 전두엽의 활동은 둔화되고, 음식에 대한 욕구를 담당하는 편도체는 훨씬 더 강하게 반응했다. 이는 수면 부족이 우리의 건강한 음식 선택 능력을 직접적으로 방해한다는 사실을 보여 준다.

2) 뇌 보상 회로의 과활성화

뇌에는 보상 회로라 불리는 특별한 시스템이 있다. 이는 우리가 즐거움을 느끼고, 어떤 행동을 계속하고 싶게 만드는 일종의 동기 부여 시스템이다. 보상 회로는 특정 행동을 할 때 도파민이라는 물질을 분비해 쾌감과 만족감을 느끼게 하고, 그 행동을 다시 하도록 유도한다.

잠이 부족하면 이 보상 회로가 과도하게 활성화되어, 뇌가 즉각적이고 강렬한 즐거움을 주는 활동에 더 쉽게 이끌리게 된다. 그 결과 수면 부족 상태에서는 고열량·고지방·고당분 음식처럼 즉각적으로 쾌감을 주는 자극적인 음식을 더 갈망하게 되는 것이다.

대사 과정에 미치는 영향

수면 부족은 식욕과 뇌 기능에 영향을 미치는 것을 넘어, 우리 몸의 전반적인 대사 과정에도 심각한 교란을 일으켜 장기적인 건강 문제를 일으킬 수 있다.

잠을 충분히 자지 못하면 인슐린 감수성이 저하되어 인슐린 저

　　　　　　　　　알고리즘, 당신의 체중을 설계하다

항성이 유발되기 쉬워져, 제2형 당뇨병 발생 위험이 증가한다. 이때 우리 몸은 섭취한 탄수화물을 에너지원으로 사용하기보다 지방으로 저장하려는 경향이 강해진다.

연구에 따르면, 단 5일 밤 동안의 수면 제한만으로도 인슐린 민감도가 유의미하게 떨어질 수 있다. 더 충격적인 사실은 단 하룻밤의 완전 수면 박탈이 6개월간의 고지방 식단보다 인슐린 민감도를 더 많이 감소시켰다는 연구 결과이다. 이는 수면 부족이 초래하는 대사 이상이 매우 심각할 수 있음을 시사한다.

또한, 수면 부족으로 인해 증가하는 코르티솔은 혈당을 높이는 작용을 하여, 인슐린의 기능을 방해하고 인슐린 저항성을 악화시킬 수 있다. 아울러 수면 부족으로 교감신경계가 활성화되면, 에피네프린(epinephrine)과 노르에피네프린(norepinephrine) 같은 카테콜아민(catecholamine)의 분비가 증가한다. 이 호르몬은 혈당을 높이고 인슐린 감수성을 떨어뜨리는 작용을 하여 대사 균형을 더욱 불안정하게 만든다.

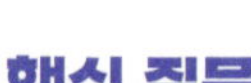

핵심 질문

잠들기 전 스마트폰 사용이 수면을 방해하는 과학적 원리는 무엇인가?

스마트폰 화면에서 나오는 블루 라이트가 수면 유도 호르몬인 멜라토닌의 분비를 억제하여, 뇌가 밤을 낮으로 착각하고 생체 리듬을 교란하기 때문이다.

리벤지 밤샘이나 포모(FOMO) 현상처럼 SNS가 수면을 방해하는 심리적 요인은 무엇인가?

낮 동안 통제권을 잃었다는 생각에 밤 시간을 보상받으려는 심리(리벤지 밤샘)와 잠을 자는 동안 나만 중요한 정보나 관계에서 소외될지도 모른다는 불안감(포모)이 스마트폰을 놓지 못하게 만든다.

수면 부족이 식욕을 폭발시켜 살이 찌게 만드는 이유는 무엇인가?

식욕 억제 호르몬인 렙틴은 줄어들고 식욕 촉진 호르몬인 그렐린은 늘어나며, 이성적 판단을 담당하는 전두엽의 기능은 둔화되고 충동적 욕구를 관장하는 편도체는 활성화되기 때문이다.

생각할 거리

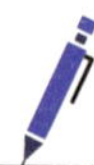

- 당신은 침대에 누워 잠이 들기 직전까지 스마트폰을 보는 습관이 있나? 주로 어떤 콘텐츠를 보며, 그 이유는 무엇인가?
- SNS에서 타인의 행복한 모습을 볼 때 어떤 감정이 드나? 그 감정이 당신의 수면이나 식욕에 영향을 미친다고 느낀 적이 있나?
- 잠을 설친 다음 날, 유독 맵고 달고 기름진 음식이 당겼던 경험이 있다면 그 이유는 무엇이었을까?

알고리즘, 당신의 체중을 설계하다

다음 이야기

배달 앱, OTT, SNS는 각기 다른 방식으로 우리의 건강을 위협하는 것처럼 보인다. 그러나 이 모든 현상의 배후에는 우리의 취향을 정확히 꿰뚫고 행동을 유도하는 보이지 않는 설계자가 있다. 2부에서는 우리를 움직이는 추천 알고리즘의 정체와 그 작동 원리를 낱낱이 파헤쳐 본다.

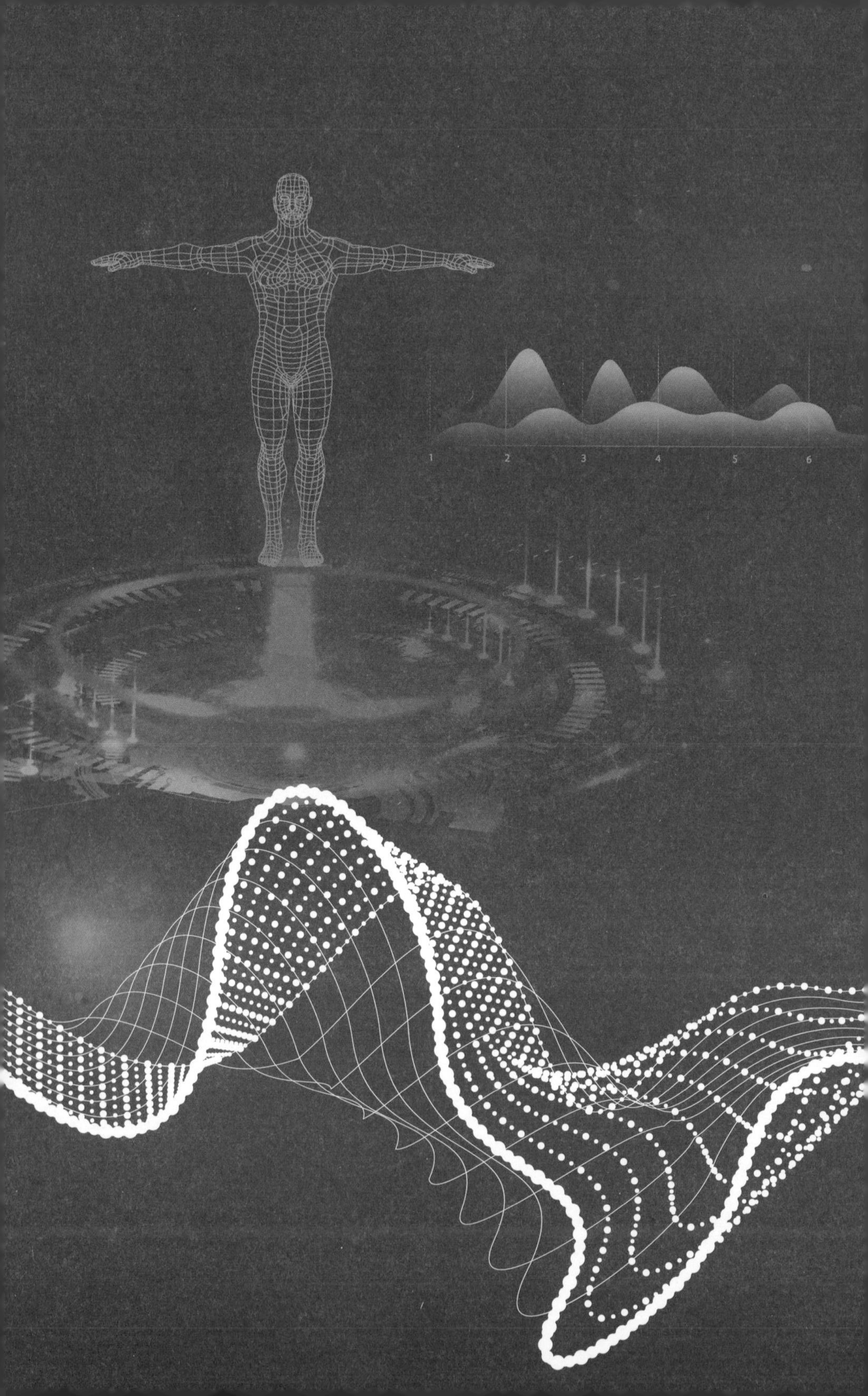

알고리즘의
비밀 파헤치기

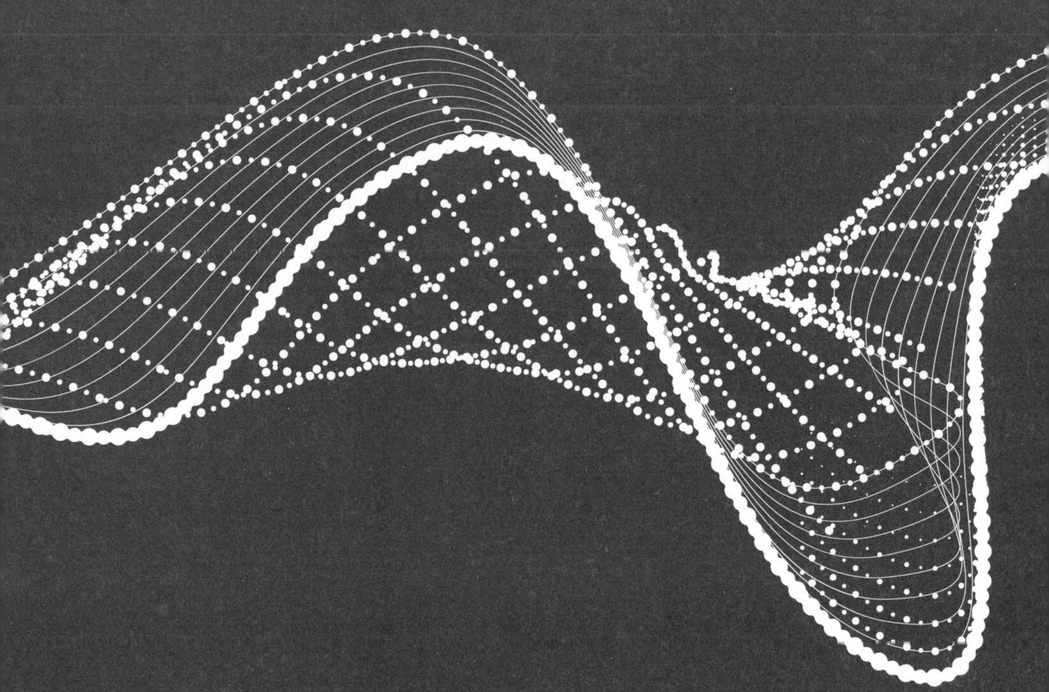

당신을 움직이는 보이지 않는 손, 추천 알고리즘

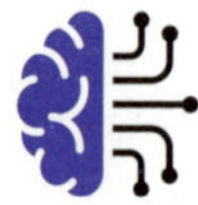

✦ 알고리즘이 지배하는 현대인의 하루

아침 6시 30분, 스마트폰 알람이 울린다. 하지만 이는 단순한 기상 알람이 아니다. 스마트폰 수면 앱과 스마트워치가 수면 데이터를 분석하여, 알고리즘이 내가 가장 상쾌하게 일어날 수 있는 최적의 타이밍을 계산해서 알려 준 결과이다. 이 알고리즘은 내가 잠자는 동안의 움직임과 심박수 등을 측정해 수면 단계를 추정하고, 설정한 알람 시간의 30분 전후 시간대에서 가장 얕은 잠(렘수면 또는 얕은 비렘수면 단계)에 들어 있는 순간을 찾아 알람을 울린다. 깊은 잠에서 깨어날 때는 몸이 무겁고 피로감을 느끼지만, 얕은 잠에서 깨면 개운하고 상쾌하게 일어날 수 있기 때문이다.

외출 준비를 마치고 현관문을 나서면, 내 생활 패턴을 학습한 스마트홈 시스템이 자동으로 불을 끄고 냉난방 장치를 절전 모드로 전환한다. 출근길, 내비게이션 앱에 "회사까지 가는 가장 빠른 길을 알려 줘."라고 말하면, 알고리즘은 정확한 도로망 정보와 교통량 데이터를 실시간으로 분석해 차량 정체를 피할 수 있는 최적의 경로를 계속 갱신하며 내게 알려 준다. 주행 중 갑작스러운 사고가 발생하더라도 내비게이션 앱은 즉시 새로운 최적 경로를 재탐색하여 빠르고 정확하게 안내한다.

회사에서도 알고리즘의 도움은 계속된다. 메일은 내 과거의 행동, 발신자, 메일 내용 등을 분석하여 '중요하지만 읽지 않은 메일', '별도 표시', '기타' 등으로 자동 분류해 준다. 인공지능 기반 스케줄링 앱은 캘린더와 할 일 목록을 통합 관리하며, 내 일정을 분석하여 작업과 회의에 맞는 최적의 시간을 찾아 자동으로 배정한다. 점심시간이 되면 음식 배달 앱은 나의 취향과 과거 주문 명세를 바탕으로 오늘 먹을 만한 메뉴를 추천해 준다.

퇴근 후 집에 돌아와 SNS를 켜면, 귀여운 강아지 영상, 친구들의 소식, 주식 관련 뉴스, 맛집 정보 등 내가 좋아할 만한 콘텐츠가 줄줄이 올라와 있다. 이 역시 알고리즘 덕분이다. 이는 단순한 추천을 넘어, 나의 행동과 패턴을 알고리즘이 끊임없이 학습하고 예측하여 제공하는 완벽하게 개인화된 피드이다. 잠자리에 들면 수면 앱이 다시 작동한다. 스마트워치는 오늘 나의 활동량, 소모한 열량, 심박수 등을 기록하여 나의 건강 상태를 확인한다. 잠이 들면 수면 중 뒤척임이나 호흡 패턴까지 분석하여 다음 날 아침 일어날 시간을 정해 줄 것이다.

이처럼 아침에 눈을 뜨는 순간부터 밤에 잠들 때까지, 우리가 의식하지 못하는 사이에 수많은 알고리즘이라는 보이지 않는 손이 우리 생활의 많은 부분을 움직이고 있다. 우리의 행동과 선택은 이제 알고리즘이 좌우한다고 해도 과언이 아닐 정도로 깊은 영향을 받고 있다. 알고리즘은 우리의 생활을 더없이 편리하게 만들어 주었다. 하지만 그와 동시에 이 보이지 않는 손에 의해 편향된 정보만 얻거나 선택이 통제될 염려는 없을까? 과연 알고리즘은 어떤 방식으로 우리의 취향을 예측하고, 더 나아가 우리의 선택까지 유도할 수 있는 걸까?

당신보다 당신을 더 잘 아는 추천 알고리즘

구두를 쇼핑하다가 너무 많은 제품을 비교하느라 결국 아무것도 사지 못했던 경험이 있나? 혹은 어떤 영화를 볼지 고민하다 시간이 훌쩍 지나 버린 적은? 이렇게 정보나 선택지가 너무 많아 무엇이

　　　　　알고리즘, 당신의 체중을 설계하다

가장 좋은지 판단하기 어려워서 결정을 내리는 데 어려움을 겪거나 아예 결정을 내리지 못하는 상황을 '분석 마비(analysis paralysis)'라고 한다. 수많은 정보가 쏟아지는 현대 사회에서는 이런 현상이 더욱 흔해지고 있다. 하지만 추천 알고리즘과 함께하면 그 고민을 덜 수 있다. 추천 알고리즘은 나에게 가장 적합한 정보나 상품을 골라 제시해 준다. 덕분에 우리는 방대한 정보를 탐색하고 결정을 내리는 데 드는 시간을 줄여 더 중요한 일에 집중할 수 있다. 추천 알고리즘은 어떻게 이런 놀라운 능력을 발휘할 수 있을까?

추천 알고리즘, 나만의 디지털 비서

추천 알고리즘은 마치 나의 취향을 정확하게 파악한 똑똑한 개인 비서 같다. 우리가 살아가는 디지털 세상에는 너무나 많은 정보와 콘텐츠가 넘쳐난다. 이 거대한 정보의 바다에서 모든 것을 혼자서 찾아보고 선택하는 것은 사실상 불가능에 가깝다. 이럴 때 추천 알고리즘은 "이런 건 어때요?", "당신이 좋아할 만한 신상품이 나왔어요.", "꼭 챙겨 보세요! 이건 회원님을 위한 콘텐츠예요."라며 우리의 선택을 돕는다.

우리가 일상적으로 사용하는 배달 앱, 넷플릭스, 유튜브, SNS는 각기 다른 상품과 서비스를 제공한다. 이 플랫폼들이 사용하는 알고리즘은 언뜻 보기에 서로 관련이 없어 보일 수 있지만, 사용자 데이터를 기반으로 개개인의 취향과 선호도를 분석해 '개인 맞춤형 추천'을 제공한다는 핵심적인 공통점이 있다.

이 네 플랫폼은 모두 사용자의 과거 데이터(클릭, 시청, 구매, 검색, '좋아요' 등)를 끊임없이 수집하고 정교하게 분석한다. 이 데이터를 바탕으로 개별 사용자의 취향과 관심사를 파악하고, 그에 맞춘 최적의 콘텐츠나 상품을 제시한다. 이렇게 개인화된 추천을 받은 사용자의 만족도는 높아지고, 해당 플랫폼에 더 오래 머무르게 되며, 그만큼 더 많은 비용을 소비하게 된다. 이는 곧 플랫폼의 수익 증대로 이어진다.

추천 알고리즘의 작동 방식

추천 알고리즘은 명시적 데이터와 암묵적 데이터를 활용해 작동한다. 사용자가 '좋아요'나 '싫어요'처럼 직접 입력하는 정보가 명시적 데이터라면, 시청 시간이나 검색 기록처럼 행동을 통해 간접적으로 파악되는 정보는 암묵적 데이터이다. 알고리즘은 이 두 가지 데이터를 종합적으로 분석해 사용자가 다음에 무엇을 좋아할지를 예측한다.

추천 알고리즘은 주로 두 가지 필터링 방식을 사용한다. 첫째, 콘텐츠 기반 필터링은 사용자가 과거에 좋아했던 콘텐츠의 속성을 분석해 비슷한 콘텐츠를 추천하는 방식이다. 예를 들어, 스포츠 영

   알고리즘, 당신의 체중을 설계하다

상을 자주 시청하면 스포츠 관련 영상을 더 많이 보여 주는 식이다. 둘째, 협업 필터링은 사용자와 취향이 비슷한 사람들이 좋아하는 것을 추천해 주는 방식이다. 배달 앱에서 '이 메뉴를 주문한 사람들이 함께 시킨 메뉴'를 추천하는 것이 대표적인 예다.

오늘날 대부분의 추천 시스템은 이 두 가지 필터링 방식을 결합한 하이브리드 모델을 사용한다. 여기에 딥러닝과 인공지능 기술이 더해져 예측 정확도가 비약적으로 향상되고 있다. 이러한 기술의 발전 덕분에 추천 시스템은 사용자의 복잡한 행동 패턴과 숨겨진 의도까지 더욱 정교하게 분석할 수 있게 되었다.

평범한 레시피 영상이 먹방 챌린지로: 추천 알고리즘의 양면성

맛있는 요리법을 배우려고 유튜브에서 재생한 레시피 영상이 어느새 자극적인 먹방 챌린지 영상으로 이어진 적이 있지 않은가? 이러한 현상의 중심에는 바로 유튜브 추천 알고리즘이 있다. 자극적인 콘텐츠는 사용자의 선택을 받을 가능성이 크기 때문에, 알고리즘은 이러한 영상을 더 자주 추천한다.

예를 들어, 파스타를 먹고 싶어서 '정통 이탈리아 카르보나라 레시피' 영상을 시청했다고 해 보자. 영상을 다 보고 나니, 유튜브 화면에는 다른 파스타 레시피 영상과 이탈리아 음식 관련 영상이 떴을 것이다. 그런데 그중 '매운 크림 파스타 챌린지' 영상이 있어서 그 영상을 클릭하면, 알고리즘은 당신이 매운 음식에 관심이 있다고 판단한다. 그래서 다음 추천 영상으로 '핵불닭볶음면 5개 먹방 도전', '세상에서 가장 매운 고추 먹방' 같은 자극적인 제목의 영상이 줄줄이 뜨기 시작한다. 평범한 파스타 레시피 영상이 순식간에 기상천외한 먹방 챌린지 영상으로 바뀐 것이다. 알고리즘은 당신의 클릭과 시청 기록을 기반으로 당신이 '특이한 먹방 콘텐츠'를 선호한다고 인식한 것이다.

이러한 알고리즘의 작동 방식은 사용자가 방대한 정보 속에서 필요한 것을 빠르게 찾고 새로운 콘텐츠를 발견하는 즐거움을 준다. 사용자 개개인의 취향을 세밀하게 파악하므로 만족도가 높아지고 콘텐츠나 상품을 쉽게 탐색할 수 있다. 아울러 소상공인이나 신생 브랜드도 알고리즘 덕분에 소비자와 쉽게 연결되는 기회를 얻어 새로운 시장 개척과 경제적 가치 창출에 도움이 되기도 한다.

그러나 알고리즘은 사용자가 선호하는 콘텐츠만 반복적으로 추천하면서 사용자의 취향을 더욱 강화하고, 다른 관점이나 다양한 정보를 접할 기회를 줄일 수도 있다. 만약 사용자가 자극적인 콘텐츠에 조금이라도 관심을 보이거나, 더 오래 머물거나, 자주 클릭하는 행동을 하면, 알고리즘은 비슷한 콘텐츠를 계속해서 추천하게 된다. 이로 인해 사용자가 특정 유형의 콘텐츠에 갇히는 '필터 버블 (Filter Bubble)'이나 '확증 편향(Confirmation Bias)'이 심화할 수 있다.

 알고리즘, 당신의 체중을 설계하다

✦ 추천 알고리즘이 식욕을 자극하는 방식

음식을 먹고 싶다는 느낌은 단순히 배고픔에서만 비롯되지 않는다. 때로는 맛있는 음식 사진이나 영상과 같은 외부 자극이 이미 배가 부른 상태에서도 우리의 식욕을 자극하여 음식을 먹게 만들기도 한다. 디지털 플랫폼은 '푸드 포르노(Food Porn)'라고 불리는 먹음직스러운 음식 사진과 영상, 광고들을 끊임없이 노출하면서 우리 몸의 포만감 신호를 무시하게 만드는 환경을 조성하고 있다. 그렇다면 디지털 미디어는 어떤 방식으로 우리의 식욕을 자극하고 있을까?

배달 앱의 편리함 뒤에 숨겨진 식욕 자극과 과소비 유도 전략

배달 앱의 추천 알고리즘은 강렬한 시각적 자극과 인간의 심리적 원리를 교묘하게 활용하여 사용자의 식욕 스위치를 켜고 더 많은 돈을 쓰도록 유도하기 위해 다양한 전략과 장치를 동원한다.

1) 시의적절한 푸시 알림

스마트폰으로 전송되는 푸시 알림은 강력한 설득 도구이다. 특히 사용자가 음식을 주문할 가능성이 높은 시간대에 알림을 보내면 앱 오픈율이 최대 40%까지 상승하는 것으로 나타났다. 이런 알림은 마치 '지금 딱 필요한' 음식을 제공해 주는 '해결사'처럼 느껴져 즉각적인 주문으로 이어질 수 있다.

예를 들어, 배달의민족과 요기요는 점심과 저녁 시간처럼 사용자가 음식을 찾을 가능성이 높은 피크 타임에 맞춰 쿠폰 알림을 보내 주문 전환율을 40%까지 끌어올린 것으로 나타났다. 또한, 미국의 대표적인 커피 전문점 스타벅스는 고객의 위치, 날씨, 시간대 등을 복합적으로 고려한 마이크로 타이밍 푸시 알림을 통해 앱 이용 빈도를 20% 이상 증가시켰다.

편의점 CU 역시 성공적인 사례를 보여 준다. 저녁 퇴근 시간인 오후 7시경 편의점 도시락이나 맥주 할인 알림을 보냈을 때, 오후 3시에 같은 알림을 보냈을 때보다 클릭률이 1.5~2배 높게 나타났다. 이는 고객이 실제로 상품을 구매할 가능성이 높은 시점에 알림을 보내는 것이 훨씬 효과적임을 입증한다.

2) 개인 맞춤형 시각 자극

앱을 여는 순간, 알고리즘은 사용자가 무엇을 좋아하고, 언제 어떤 음식을 시켜 먹었는지 분석하여 가장 먹음직스러운 음식 이미지를 맨 앞에 배치한다. 고화질의 음식 사진이나 영상은 보기만 해도 식욕을 자극한다. 우리의 뇌는 이러한 시각적 자극에 민감하게 반응해서, 실제로 배가 고프지 않아도 특정 음식을 먹고 싶어지게

   알고리즘, 당신의 체중을 설계하다

만든다.

뇌과학 연구에 따르면, 매력적인 고화질 음식 이미지나 영상을 본 사람은 뇌의 편도체와 보상 회로가 활성화되며, 실제 배고픔과 관계없이 식욕이 유발되는 것으로 나타났다. 배달 앱은 이러한 효과를 극대화하기 위해 사용자별로 가장 선호하는 음식 이미지를 메인 화면에 우선 배치한다. 2022년 배달의민족 보고서에 따르면, 맞춤형 추천에 고해상도 음식 이미지를 결합하자 메뉴 선택 완료율이 2배 이상 증가했다고 한다.

3) 긴급성을 이용한 포모(FOMO) 마케팅

"오늘만 할인", "몇 개 한정 특가"와 같은 문구와 함께 나오는 추천 메뉴는 '지금 시키지 않으면 기회를 놓칠지도 모른다'는 조급한 마음, 즉 '포모' 심리를 강력하게 불러일으킨다. 이는 소비자가 기회를 놓치거나 손해를 볼지도 모른다는 불안감을 느끼게 하여 즉각적인 행동을 유도하는 심리적 전략이다.

특히 사람들은 무언가를 얻는 것보다 손해 보는 것을 더 싫어하는 '손실 회피(Loss Aversion)' 성향이 있다. 판매 담당자들은 이러한 심리를 이용하여 '이 할인을 놓치면 손해'라고 느끼게 만들어 충동적인 주문을 유도한다.

실제로 배달의민족은 점심·저녁 피크 타임에 "오늘만 특가" 알림을 발송해 일반 알림 대비 클릭률을 2배 이상 끌어올렸다고 밝힌 바 있다. 요기요의 '슈퍼레드 위크'도 한정 할인과 긴급성을 결합하여 브랜드별 주문 건수를 주중 대비 최대 2배까지 증가시켰다. 쿠팡이츠 또한 선착순 깜짝 쿠폰으로 사용자의 포모 심리를 자극해 클릭률과 주문 완료율을 평균보다 크게 상승시켰다.

4) 사회적 증거와 군중 심리 활용

"가장 많이 주문한 메뉴", "리뷰 좋은 가게" 같은 문구는 다른 사람들이 이미 많이 선택하고 긍정적으로 평가한 메뉴를 보여 줌으로써 사용자들의 메뉴 선택 고민을 줄여 주고, 그 메뉴에 대한 신뢰도를 높인다. 이는 많은 사람이 선택한 것을 따라 하고 싶어 하는 사람들의 본능적인 심리를 자극해 특정 메뉴의 주문을 늘린다.

사람들은 불확실한 상황에 놓이면 다수의 선택을 따르려는 본능적인 심리가 있다. 이러한 심리는 온라인 환경에서도 강력하게 작용한다. 예를 들어, 배달 앱에서 리뷰 좋은 가게, 높은 평점의 메뉴, 가장 많이 주문된 메뉴 등의 정보를 제공하면, 사용자는 해당 메뉴에 더 큰 신뢰를 보인다. 실제로 모바일 앱 추천 시스템 연구에 따르면, "다른 사람이 이 메뉴를 선택했습니다."라는 메시지를 함께 띄우면 클릭률과 전환율이 유의미하게 상승한다고 밝혀졌다.

5) 최소 주문 금액 설정

많은 가게가 설정해 놓은 '최소 주문 금액'은 소비자가 처음에 생각했던 것보다 더 많은 음식을 주문하게 만드는 대표적인 장치이자, 가게의 평균 주문 금액을 끌어올리는 효과적인 전략이다.

소비자는 원하는 음식을 주문하기 위해, 혹은 배달비를 추가로 내는 것을 아끼기 위해 최소 주문 금액을 맞추고자 계획에 없던 사이드 메뉴나 음료를 추가하게 된다. 이러한 행동은 배달비를 불필요한 지출로 인식하고, 차라리 그 돈으로 더 많은 음식을 얻는 것이 합리적이라고 느끼는 심리에서 비롯된다. 실제로 2020년 한국소비자연맹 조사에 따르면, 이용자의 83%가 최소 주문 금액을 맞추려고 필요 이상으로 음식을 주문해 본 경험이 있다고 응답했다.

6) 교차 판매 전략

교차 판매는 고객이 특정 상품에 대한 구매 의지가 가장 높을 때, 그와 관련된 보완적인 상품을 함께 추천하여 추가 구매를 유도하는 마케팅 전략이다.

배달 앱에서 특정 메뉴를 고르면 "이 메뉴와 함께 이런 사이드 메뉴는 어떠세요?", "다른 고객들이 이 메뉴와 함께 주문한 메뉴입니다."와 같은 추천이 뜨는 것이 대표적인 예시이다. 이는 사용자가 음식을 사 먹고 싶은 마음이 가장 큰 순간에, 추가로 다른 메뉴까지 주문하도록 유도하여 가게의 평균 주문 금액을 높이는 핵심 전략이다.

실제로 요기요 사장님을 위한 가이드에서도 "인기 메뉴에 사이드 메뉴를 추가한 세트 구성이 객단가를 높이는 데 도움이 될 수 있습니다."라고 명시하며, 세트 메뉴 구성 등을 통한 교차 판매가 실제 매출 증대에 효과가 있음을 강조하고 있다.

교차 판매 전략은 고객이 미처 생각하지 못했던 필요를 채워 주거나 더 나은 식사 경험을 제공하여 고객 만족도를 높이는 역할도 한다. 배달 앱의 알고리즘은 사용자의 과거 주문 이력과 선호도를 분석하여 개인에게 가장 적합한 사이드 메뉴나 음료를 추천함으로써 교차 판매의 성공률을 높이고 있다.

7) 간편 결제 시스템

비밀번호 입력이나 지문 인식만 하면 미리 등록해 둔 카드로 바로 결제가 가능한 '간편 결제 시스템'은 돈을 쓰는 행위에서 발생하는 '결제의 고통'이라는 심리적 부담을 현저히 줄여 준다. 이는 행동 경제학에서 중요하게 다루는 개념으로, 소비자가 돈을 지급할 때 느끼는 심리적 불쾌감을 의미한다.

결제의 고통은 현금을 사용할 때 가장 크고, 신용카드 사용 시 줄어들며, 간편 결제나 정기 구독 서비스처럼 결제가 자동화될수록

  알고리즘, 당신의 체중을 설계하다

거의 사라져 더 많은 소비를 촉진한다고 한다.

결제 과정이 간단하고 빠를수록 사용자는 돈을 쓰는 행위에 대해 깊이 고민하지 않고 충동적으로 결정을 내릴 가능성이 커지며, 이는 곧 구매 전환율의 극대화로 이어진다. 실제로 MIT 연구에 따르면, 신용카드 결제는 현금 결제보다 평균 2배 이상의 지출을 유발하는 것으로 나타났다. 더 나아가 뇌과학 증거들은 모바일 결제가 단순히 결제의 고통을 줄이는 것을 넘어, 오히려 결제의 즐거움을 강화하여 지급 의향을 높인다고 설명한다.

SNS가 만드는 가짜 식욕과 왜곡된 식습관

소셜 미디어에 올라오는 화려한 음식 사진과 영상은 단순한 눈요깃거리를 넘어 우리의 식욕을 강하게 자극한다. 우리의 뇌는 맛있는 음식 사진을 보기만 해도 실제로 음식을 먹는 것처럼 반응한다. 영국 옥스퍼드대학교의 연구에 따르면, 음식 사진을 본 사람들의 뇌에서 욕망과 보상 중추 부위의 활성도가 24%나 증가했다고 한다. 이로 인해 실제로는 배가 고프지 않아도 '가짜 식욕'이 생겨 불필요하게 음식을 먹게 된다. 또한, 소셜 미디어에서 음식 관련 콘텐츠를 자주 소비하는 사람들은 야식을 즐겨 먹고 인스턴트식품으로 끼니를 해결하는 등 부정적인 식습관을 보이는 경향이 있다는 연구 결과도 있다.

1) 체중 증가와 비정상적인 식사량의 정상화

SNS에서 인기 있는 먹방 콘텐츠나 인플루언서들이 올리는 화려한 음식 사진은 종종 건강하지 않은 식습관을 마치 '정상'처럼 보이게 만든다. 특히 고열량 음식이 과도하게 등장하는 콘텐츠는 시청자에게 잘못된 식단 선택을 유도하여 체중 증가를 부추길 수 있다.

전남대학교 연구팀이 먹방 시청 경험이 있는 성인 남녀 800명을 대상으로 분석한 결과, 먹방을 오래 시청하는 사람일수록 배달 음식 주문과 야식 섭취 빈도가 높았으며, 주당 시청 시간이 14시간 이상인 경우, 평균 체중과 체질량 지수(BMI)도 더 높은 경향이 있는 것으로 나타났다.

먹방에서는 흔히 엄청난 양의 음식을 한 번에 먹는데, 처음 볼 때는 충격적일 수 있지만 이런 영상을 반복해서 보다 보면 과식이나 폭식에 대한 경계심이 무뎌지고, 자신이 먹는 양을 과소평가할 위험이 커진다. 먹방의 자극적인 시청각 요소는 뇌의 식욕 중추를 계속해서 자극하여 가짜 식욕을 유발하고, 식사 중에는 포만감 신호를 인지하는 것을 방해해 필요 이상으로 음식을 섭취하게 만든다.

2) 자극적인 음식에 대한 선호도 증가

먹방이나 SNS 인기 맛집 콘텐츠는 대체로 짜고, 달고, 기름진 음식들로 가득하다. 이런 콘텐츠를 자주 접하다 보면 자연스럽게 건

　　　　알고리즘, 당신의 체중을 설계하다

강한 음식보다는 자극적인 음식을 더 선호하게 된다. 실제로 여러 연구에서 먹방 시청 빈도가 높을수록 고열량·고지방 음식에 대한 선호도가 증가하고, 충동적인 음식 섭취로 이어질 가능성이 높다는 사실이 밝혀졌다.

고열량·고지방·고당도 음식을 먹을 때 뇌에서는 도파민 같은 쾌락 물질을 분비하여 강한 보상을 느끼게 되는데, 먹방은 이러한 쾌락을 간접적으로 경험하게 만들어 해당 음식을 직접 소비하고 싶은 욕구를 증폭시키기 때문이다.

3) 사회적 동조 심리

친구나 지인이 SNS에 올린 음식 콘텐츠를 보면, '다들 이렇게 먹는구나'라는 인식이 자연스럽게 형성된다. 특히 '먹스타그램'과 같은 보여 주기식 문화는 음식의 맛이나 영양보다는 인증 숏을 찍기 위한 시각적인 요소를 중시하게 만들며, 이는 특정 유행 음식을 무분별하게 따라 먹는 현상으로 이어진다. 그리하여 건강에 좋지 않은 음식을 선택하면서도 죄책감을 덜 느끼고, 마라탕이나 탕후루 같은 특정 유행 음식을 따라 먹게 된다.

실제로 영국 애스턴대학교의 연구에 따르면, 자신의 온라인 소셜 미디어 지인들이 정크 푸드를 자주 먹는다고 생각할수록 본인 역시 정크 푸드를 더 많이 섭취하는 경향이 있는 것으로 나타났다.

반대로, 건강한 식생활을 하는 지인들이 많다고 생각할수록 채소와 과일을 더 많이 섭취하는 경향을 보였다.

유튜브와 OTT가 식욕을 자극하는 방법

우리의 여가 생활에 깊숙이 자리 잡은 유튜브 같은 동영상 플랫폼과 넷플릭스 등의 OTT 서비스는 정교한 방식으로 우리의 식욕을 자극한다. 이는 단순한 콘텐츠 소비의 차원을 넘어, 우리의 식습관과 소비 패턴에까지 영향을 미치고 있다.

1) 시각과 청각의 극대화

선명한 화질로 음식의 색감과 질감, 김이 모락모락 나는 모습을 생생하게 보여 주는 영상은 시청자의 시각을 강하게 자극한다. 특히 음식을 클로즈업해서 보여 주면 바로 먹고 싶은 마음이 생긴다. 여기에 더해 음식을 씹는 소리, 재료를 튀기거나 끓이는 소리를 들려주면 청각을 통해서도 식욕이 자극된다. 시청자는 마치 그 음식을 직접 먹고 있는 듯한 느낌을 받는 동시에, 실제로 음식을 먹고 싶다는 강한 욕구가 생긴다. 이는 단순한 시청각 경험을 넘어 실제로 식욕을 유발하는 푸드 포르노의 핵심 특징이다.

영국 옥스퍼드대학교 연구팀은 우리가 음식을 맛보는 것은 단순히 미각 세포의 작용이 아니라 시각, 청각, 촉각, 후각은 물론, 심지

 알고리즘, 당신의 체중을 설계하다

어 음식 이름이나 기대감 같은 인지적 요소까지 총체적으로 작동하는 다감각적 경험이라는 사실을 밝혔다. 또한 BBC, CNN 등 다수 매체에서도 푸드 포르노 콘텐츠가 우리의 식욕과 섭식 행동을 무의식적으로 자극해, 실제 음식 섭취량과 고열량 음식에 대한 선호에 영향을 준다는 사실을 보도한 바 있다.

2) 심리적 영향

다른 사람이 맛있게 먹는 모습을 보면, 우리 뇌는 마치 자신이 먹고 있는 것처럼 반응하는 '거울 뉴런(mirror neurons)' 현상을 보인다. 이탈리아의 신경생리학자 자코모 리촐라티(Giacomo Rizzolatti)가 발견한 거울 뉴런은 타인의 행동을 관찰할 때, 마치 자신이 그 행동을 수행하는 것처럼 뇌의 운동 영역이 활성화되는 현상을 의미한다. 이러한 반응은 특히 음식 섭취처럼 보상과 연관된 행동을 관찰할 때 더욱 두드러지게 나타난다. 이 때문에 다른 사람이 맛있게 먹는 장면을 보면, 실제로 배가 고프지 않아도 배고픔을 느낄 수 있다.

또한, 특정 시간대(특히 저녁이나 밤)에 습관적으로 음식 영상을 보면, 나중에는 그 시간대 또는 영상을 보는 행동 자체가 뭔가를 먹어야 한다는 신호로 뇌에 각인될 수 있다. 이는 심리학의 '파블로프의 고전적 조건형성' 원리에 기반한다. 이렇게 형성된 조건반사는 해당 자극만으로도 무의식적으로 침이 고이거나 위액이 분비되는 등

생리적·심리적 식욕 반응을 유발할 수 있다. 이를 '단서 유도 갈망(cue-induced craving)'이라고도 한다.

3) 알고리즘을 통한 지속적인 노출과 광고

유튜브, 틱톡, 인스타그램 등 주요 플랫폼들은 사용자의 시청 기록뿐만 아니라 그와 비슷한 이용자들의 시청 패턴까지 분석하여 사용자가 흥미를 느낄 만한 콘텐츠를 예측하고 지속해서 노출한다. 음식 관련 영상을 한 번만 시청해도, 알고리즘은 사용자가 음식 관련 콘텐츠에 관심이 있다고 판단해 먹방, 레시피, 푸드 리뷰 등 비슷한 영상들을 끊임없이 추천 목록에 보여 준다. 이렇게 우리가 의식하지 못하는 사이 음식에 관한 생각을 계속하게 만들어서 결국 충동적으로 음식을 섭취할 가능성을 높인다.

게다가 영상 시작 전이나 중간에 "지금 주문 시 할인"과 같은 긴급성 메시지나 "새로 출시된 메뉴, 단 이틀간 특가"와 같은 희소성 마케팅 광고가 나오면, 이미 음식 영상으로 자극받은 식욕을 참기 어려워져 곧장 즉각적인 구매 결정으로 이어지기 쉽다. 이는 알고리즘이 단순히 콘텐츠를 추천하는 차원을 넘어, 사용자의 심리적 취약점을 파고들어 우리의 소비 행동을 적극적으로 유도하고 있다는 것을 보여 준다.

   알고리즘, 당신의 체중을 설계하다

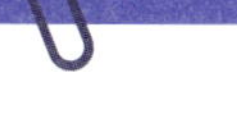

핵심 질문

추천 알고리즘은 어떻게 나보다 내 취향을 더 잘 알 수 있나?

✦ 사용자가 직접 누른 '좋아요' 같은 명시적 데이터뿐만 아니라 시청 시간, 검색 기록, 특정 장면에서 멈춘 행동 등 무의식적인 암묵적 데이터까지 모두 수집하고 분석하기 때문이다.

배달 앱은 우리의 심리를 어떻게 자극하여 더 많은 주문을 유도하나?

✦ '오늘만 할인'처럼 긴급성을 이용한 포모(FOMO) 마케팅, '리뷰 좋은 가게'와 같은 사회적 증거 제시, 최소 주문 금액 설정, 간편 결제 시스템 등을 통해 심리적 장벽을 낮추고 충동적인 소비를 유도한다.

알고리즘이 내 취향에 맞는 콘텐츠만 계속 보여 줄 때 어떤 문제가 발생할 수 있나?

✦ 자신과 비슷한 관점의 정보에만 갇히는 '필터 버블'에 빠지거나, 기존의 믿음을 강화하는 정보만 받아들이는 '확증 편향'이 심화하여 사고의 폭이 좁아질 수 있다.

생각할 거리

✦ 유튜브나 넷플릭스가 추천해 준 영상을 보다가, '이걸 어떻게 알고 추천했지?'라며 소름 돋았던 경험이 있나?

✦ 배달 최소 금액을 맞추기 위해 굳이 필요 없는 사이드 메뉴를 추가 주문한 경험이 있나?

✦ 당신이 접하는 뉴스나 정보가 당신의 기존 생각을 지지하는 내용에 편중되어 있다고 느낀 적이 있나?

다음 이야기

알고리즘이 어떻게 우리의 식욕을 자극하고 소비를 유도하는지 살펴보았다. 그렇다면 이토록 정교한 알고리즘을 설계하고 운영하는 기업들은 과연 어떤 목적을 가지고 있는 것일까? 다음 장에서는 "공짜는 없다."라는 디지털 세계의 냉정한 진실, 플랫폼 기업들의 보이지 않는 공모에 관해 이야기한다.

알고리즘, 당신의 체중을 설계하다

2장

플랫폼 기업들의 보이지 않는 공모

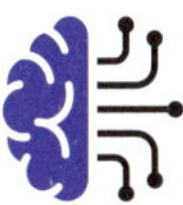

⬠ 정말 공짜일까?

오늘도 스마트폰과 함께 하루를 시작한 30대 회사원 김 대리. 알람 소리에 눈을 뜨자마자 지메일 앱을 열어 밤사이 도착한 이메일을 확인한다. 아침 식사를 하면서는 구글 검색창에 키워드를 입력해 어제 이슈가 되었던 뉴스를 빠르게 훑는다.

출근길 버스 안에서는 자연스럽게 유튜브 앱을 실행한다. 좋아하는 축구팀 FC 바르셀로나의 경기 하이라이트를 시청하며 고달픈 출근길의 피로를 잠시 잊는다. 점심을 먹고 난 김 대리의 손은 다시 스마트폰으로 향한다. 인스타그램 피드를 내려 보며 친구들의 일상에 '좋아요'를 누르고, 중간중간 등장하는 광고에도 눈길을 준다.

퇴근 후 배달의민족 앱으로 주문해 저녁 식사를 해결한 김 대리는 페이스북에 접속해 활동 중인 등산 그룹에 들어간다. 다음 주말 산행 계획 투표에 참여하고, 회원들과 댓글로 소통하며 유대감을 쌓는다. 잠자리에 들기 전에는 쿠팡 앱을 켜서 휴지나 세제 등 생필품 몇 가지를 검색한 뒤 바로 주문과 결제까지 마친다.

김 대리는 자신이 이용하는 이 모든 서비스가 무료라고 생각한다. 다양한 디지털 플랫폼이 제공하는 서비스 덕분에 그의 삶이 훨씬 더 편리하고 효율적으로 바뀌었다고 믿는다. 그는 자신을 이러한 온라인 서비스의 스마트한 고객이자 적극적인 이용자라고 여긴다.

김 대리의 사례에서 보듯, 우리가 매일 이용하는 여러 플랫폼(지메일, 구글, 유튜브, 인스타그램, 배달의민족, 페이스북, 쿠팡 등)은 겉으로 보기에는 무료로 서비스를 제공하는 것처럼 보인다. 그렇다면 이 플랫폼들은 우리가 서비스를 이용하는 대가로 무엇을 얻고 있을까?

디지털 생태계 안에서 당신은 소비자일 뿐이다

결론부터 말하자면, 이 서비스들은 결코 무료가 아니다. 우리는 무료 서비스 플랫폼들이 기업에 판매하는 '상품'에 더 가깝다. "만

   알고리즘, 당신의 체중을 설계하다

약 당신이 제품 비용을 내지 않는다면, 당신이 바로 그 제품이다(If you're not paying for the product, you are the product)."라는 유명한 말처럼, 우리가 직접 비용을 내지 않더라도 우리의 데이터와 관심이 상품화되어 광고 수익으로 연결되기 때문이다.

당신의 데이터와 시간이 곧 돈이다

우리가 온라인 서비스에 제공하는 모든 데이터는 플랫폼 기업들에 의해 철저히 상품화되고 있다. 이 과정의 중심에는 바로 알고리즘이 자리한다. 알고리즘은 우리가 남긴 디지털 흔적을 모으고 분석하여 맞춤형 서비스를 제공하는 '보이지 않는 손' 역할을 한다.

앞서 살펴본 사례의 김 대리가 구글에서 검색한 키워드, 유튜브에서 시청한 영상 카테고리, 인스타그램에서 '좋아요'를 누른 게시물, 페이스북에서 활동한 관심 그룹, 쿠팡에서 검색하고 주문한 기록까지, 그가 하루 동안 온라인 공간에 남긴 모든 디지털 발자국이 차곡차곡 모여 그의 관심사, 소비 성향, 라이프 스타일이 담긴 거대한 데이터 뱅크가 된다.

기업들은 이 데이터를 기반으로 김 대리에게 맞춤형 광고를 노출한다. 유튜브 영상 시작 전에는 바르셀로나 항공권 할인 광고가 나오고, 나이키 매장 근처를 지날 때면 새로 나온 축구화 광고 푸시 알림이 뜬다. 인스타그램 피드에는 등산용품 광고가 자연스럽게 섞여 나오며, 페이스북에서는 그가 투자한 기업의 주식 관련 정보가 나타난다.

이처럼 김 대리가 무료로 이용한 것처럼 보이는 서비스는 사실 그의 데이터와 관심, 시간이라는 귀중한 자원을 지급하는 대가라고 할 수 있다. 이 기업들은 지금도 전 세계 수십억 명의 사용자로부터 방대한 데이터를 수집해 광고주에게 판매하고 있다. 김 대리뿐만 아니라 우리 모두가 이러한 서비스를 공짜로 사용하는 것이 아니라 그들의 가장 중요한 상품이 되어 가고 있는 셈이다.

정말로 내가 선택했을까?

오늘날 디지털 플랫폼의 알고리즘은 우리가 무엇을 보고, 듣고, 구매할지를 결정하는 데 막대한 영향을 미치고 있다. 유튜브의 추천 영상, 넷플릭스의 추천 목록, 인스타그램의 탐색 탭, 쿠팡의 연관 상품 추천 등, 이 모든 것은 개인 맞춤형 추천 알고리즘에 의해 제공된 결과이다. 몇 가지 구체적인 사례를 통해 알고리즘의 영향력을 살펴보자.

먼저 유튜브는 사용자의 시청 기록, 검색 기록, '좋아요'·'싫어요' 반응, 시청 시간 등의 데이터를 기반으로 사용자가 좋아할 만한 영상을 끊임없이 추천한다. 예를 들어, 정치적 성향이 강한 콘텐츠를 한 번만 시청해도, 이후 비슷한 성향의 정치 콘텐츠가 반복적으로

   알고리즘, 당신의 체중을 설계하다

추천 영상에 등장하는 경향이 있다.

넷플릭스는 사용자가 시청한 장르, 선호하는 배우나 감독, 시청 시간대, 몰입도 등의 데이터를 활용해 개인 맞춤형 콘텐츠를 추천한다. 예를 들어, 범죄나 스릴러 시리즈를 연달아 시청했다면, 코미디나 로맨스 장르는 추천 목록에서 후순위로 밀려난다. 이는 결과적으로 사용자가 다양한 장르를 접할 기회를 줄이는 요인이 된다. 더 나아가 넷플릭스는 같은 작품이라도 사용자마다 다른 섬네일 이미지를 보여 준다. 로맨스를 좋아하는 사용자에게는 사랑 장면이 담긴 섬네일을, 코미디를 선호하는 사용자에게는 유머러스한 장면이 담긴 섬네일을 노출하는 식이다. 넷플릭스에 따르면, 이러한 섬네일 개인화만으로도 클릭률이 20~30% 향상된다고 한다.

인스타그램은 '좋아요', 팔로우, 저장, 검색 기록 등을 기반으로 관심사 피드(릴스/탐색 탭)를 개인 맞춤화한다. 예를 들어, 사용자가 다이어트 계정을 팔로우하면 다이어트 식단, 운동, 다이어트 전후 몸매 비교 영상 등이 지속적으로 노출되고, 캠핑 같은 특정 취미 관련 게시물에 '좋아요'를 누르면 관련 릴스와 광고가 등장한다.

페이스북은 친구, 페이지, 그룹 활동, 과거 상호 작용 등의 데이터를 기반으로 '뉴스 피드'를 개인 맞춤화한다. 이에 따라 정치적 견해가 비슷한 사람이나 페이지의 콘텐츠만 반복 노출되어, 사용자가 편향된 시각으로 이슈를 소비할 위험이 커진다.

쿠팡 같은 쇼핑 앱은 최근 검색 기록, 구매 명세, 장바구니나 찜 목록 등을 토대로 사용자에게 맞춤 상품을 추천한다. 특정 브랜드의 상품을 한 번 구매했다면, 이와 유사한 브랜드나 비슷한 가격대의 상품들이 상단에 노출되어, 다른 가격대나 새로운 브랜드를 찾기 어려워질 수 있다.

이처럼 알고리즘이 우리가 좋아하고 익숙한 정보만 계속해서 보여 준다면, 과연 그 정보를 보고 내린 선택을 온전히 '우리의 선택'이라고 할 수 있을까? 결국 우리는 알고리즘이 제공하는 정보를 수동적으로 소비하는 존재에 불과한 것은 아닐까?

벗어날 수 없는 굴레

사용자가 특정 플랫폼에 익숙해지면 다른 플랫폼으로 이동하기가 점점 더 어려워진다. 시간, 비용, 노력 등의 전환 비용이 크게 발생하기 때문이다. 이러한 현상을 '락인(Lock-in) 효과'라고 부른다. 플랫폼은 사용자를 오래 붙잡아 둘수록 이익을 얻기 때문에, 락인 효과를 극대화하는 방향으로 설계된다. 그렇다면 어떤 요인들이 락인 효과를 만들어 내는지 살펴보자.

먼저 사용자가 플랫폼에서 쌓은 개인화된 데이터는 강력한 락인 요인이 된다. 예를 들어, 넷플릭스에 시청 기록이 축적되면, 플랫폼은 사용자의 취향을 학습하여 맞춤형 콘텐츠를 추천한다. 이렇게

  알고리즘, 당신의 체중을 설계하다

한 플랫폼에 축적된 시청 기록, 추천 알고리즘, 관심사 등의 데이터는 다른 플랫폼으로 옮기기 어렵다. 새로운 플랫폼에서는 처음부터 다시 환경을 설정하고 데이터를 쌓아야 하는 번거로움이 발생하기 때문에 사용자는 익숙한 기존 플랫폼에 머무르게 된다.

페이스북이나 카카오톡 같은 소셜 플랫폼은 그 안에 친구, 가족, 지인과의 강력한 연결망이 형성되어 있다. 주변 사람들이 대부분 특정 플랫폼을 사용하고 있다면, 나 혼자 다른 플랫폼으로 이동하기는 쉽지 않다. 소통의 단절을 감수해야 하기 때문이다. 이처럼 사회적 네트워크 효과는 사용자가 플랫폼을 떠나지 못하게 하는 강력한 요인으로 작용한다.

새로운 플랫폼으로 옮길 때 발생하는 심리적·물리적 장벽도 락인 효과를 강화한다. 예를 들어, 유튜브 프리미엄 사용자가 다른 OTT 서비스로 옮긴다면, 기존에 설정했던 추천 목록, 계정 연동 등을 다시 설정해야 한다. 익숙하지 않은 새로운 플랫폼의 사용법을 익히는 데 필요한 시간과 에너지도 플랫폼 이동을 꺼리게 만드는 요인이 된다.

이커머스(e-commerce) 플랫폼에서 제공하는 경제적 혜택도 강력한 락인 요인으로 작용한다. 예를 들어, 쿠팡 와우 멤버십이 제공하는 무료 배송, 무료 반품, 로켓 프레시 신선식품 새벽 배송 등 다양한 혜택은 플랫폼 해지를 어렵게 만든다. 자동 결제, 멤버십 포인트

적립, 할인 쿠폰 등도 마찬가지다. 이러한 혜택을 포기하면 손해를 본다는 심리가 작용하기 때문이다.

처음에는 사용자에게 편리함을 제공하는 것처럼 보이는 락인 효과는 결국 사용자의 자유로운 선택권을 제한할 수 있다. 우리가 플랫폼에서 생산하는 데이터는 점차 우리 것이 아닌 플랫폼의 소유가 되고, 우리는 이 데이터에 대한 통제권을 잃어버리게 된다.

더 나아가, 강력한 락인 효과를 가진 플랫폼들은 서로 전략적 제휴를 맺기도 한다. 네이버 플러스 멤버십 가입자에게 넷플릭스 이용 혜택을 제공하거나, 특정 통신사가 자사의 서비스에 가입한 고객에게 특정 OTT 서비스를 할인된 가격으로 제공하는 것 등을 예로 들 수 있다. 이러한 제휴는 각 플랫폼의 락인 효과를 더욱 공고히 한다.

디지털 플랫폼이 주도하는 음식 트렌드

오늘날 우리나라의 외식 및 배달 시장에서는 특정 음식이 폭발적으로 유행하는 현상이 더 이상 낯설지 않다. 과거에는 하나의 음식이 입소문을 타고 퍼지는 데 오랜 시간이 걸렸다면, 이제는 인스타그램에 올라온 먹음직스러운 음식 사진 한 장이 플랫폼 간 연쇄 반응을 일으켜, 해당 음식이 소비자의 식탁에 오르기까지 불과 며칠이면 충분하다. 이처럼 음식 트렌드가 초고속으로 확산하는 데에는 디지털 플랫폼의 알고리즘이 핵심적 역할을 담당하고 있다.

'요아정'의 인기 비결

2020년에 문을 연 요거트 아이스크림 체인점 '요아정(요거트 아이스크림의 정석)'은 MZ세대 사이에서 폭발적인 인기를 끌며 단기간에 성공적으로 자리매김했다. 요아정의 인기 요인은 크게 두 가지로 정리할 수 있다.

첫째, 펀슈머(Fun+Consumer) 트렌드를 정확히 반영했다는 점이다. 소비자들은 직접 토핑을 선택해 나만의 아이스크림을 만들어 먹는 재미에 열광했다. 이는 단순한 먹거리를 넘어, 직접 참여하고 즐거움을 느끼는 경험을 제공하여 소비자의 만족도를 높였다.

둘째, 시각적 매력을 활용한 SNS 바이럴 마케팅이 주효했다. 요아정의 알록달록하고 먹음직스러운 비주얼은 자연스럽게 소비자들의 인증 숏 욕구를 자극했다. 여기에 유명 연예인과 인플루언서들이 요아정을 적극 추천하면서 바이럴 마케팅 효과가 극대화되었다. 그 결과 요아정은 배달의민족, 쿠팡이츠 등 주요 배달 앱에서 검색어 1위를 차지했으며, 일부 지점에서는 품절 사태가 발생할 정도로 인기가 치솟았다.

인스타그램 - '인스타그래머블' 문화로 호기심 자극

새로운 음식 트렌드를 주도하는 첫 번째 플랫폼은 시각 중심의 소셜 미디어인 인스타그램이다. '인스타그램'과 '~할 수 있는(able)'이라는 단어가 결합한 '인스타그래머블'은 '인스타그램에 올릴 만한'이라는 뜻의 신조어로, 소셜 미디어에 공유하기 위해 음식과 식사 공간의 시각적 매력을 최우선으로 여기는 문화 현상을 의미한다. 화려한 비주얼의 음식, 독특한 인테리어의 매장 모습 등이 사진이나 릴스 형태의 짧은 영상으로 인스타그램에 활발히 공유된다. 이러한 콘텐츠는 인증 숏 문화와 해시태그(#)기능을 통해 빠르게 퍼져 나간다. 이렇게 사용자들의 '먹스타그램' 포스팅이 쌓이면서 '요즘 뜨는 음식', '꼭 가 봐야 할 맛집'이라는 인식이 형성된다. 이 과정을 통해 소비자들은 '맛있어 보인다', '나도 먹어 보고 싶다', '나도 가 봐야겠다'라는 호기심과 욕구가 증폭된다.

실제로 '#먹스타그램', '#인스타그래머블' 같은 해시태그는 각각 수백만 번 이상 사용되었으며, 인스타그램은 새로운 맛집과 메뉴를 탐색하는 핵심 채널로 자리 잡았다. 국내외 유명 디저트 카페나 음식점들은 '인스타 인증 숏'을 위한 화려한 플레이팅과 감각적인 공간 디자인에 집중적으로 투자하고 있으며, 이는 메뉴 개발과 매장 브랜드 전략에도 큰 영향을 미치고 있다.

   알고리즘, 당신의 체중을 설계하다

유튜브 - 영상으로 증폭되는 욕구

인스타그램에서 시작된 호기심은 유튜브에서 더욱 깊이 다뤄지며 강한 소비 욕구로 키워진다. 먹방 유튜버들은 화제의 음식을 직접 먹으며 맛을 생생하게 묘사하고, 맛집 탐방 브이로그는 매장 분위기, 메뉴, 가격, 위치 등 구체적인 정보를 제공한다. 사진보다 훨씬 풍부한 정보를 담을 수 있는 영상 콘텐츠는 소비자의 간접 경험을 극대화한다. 유튜버가 맛있게 먹는 모습을 계속 보다 보면, 자연스럽게 '나도 저 음식을 먹어 보고 싶다'는 욕구가 치솟게 된다.

한국콘텐츠진흥원의 2023년 보고서에 따르면, 먹방과 푸드 콘텐츠는 국내 유튜브에서 가장 인기 있는 카테고리 중 하나로 꼽힌다. 실제로 쯔양, 히밥, 입짧은햇님 등 국내 유명 먹방 유튜버들은 수많은 구독자를 보유하고 있으며, 그들이 제작한 영상은 한 편당 수십만에서 수백만 회의 조회수를 기록한다. 사용자들은 인스타그램에 올라온 이미지보다 유튜브나 틱톡의 영상이 음식 정보 전달력과 현장감이 훨씬 크다고 느낀다. 연구 결과, 영상 콘텐츠는 음식의 질감, 씹는 소리(ASMR*), 먹는 사람의 표정 등을 통해 감각적 몰입을 높여 소비자의 간접 체험 욕구를 극대화하는 것으로 나타났다.

---

*   '자율 감각 쾌락 반응(Autonomous Sensory Meridian Response)'의 줄임말로, 특정 소리를 듣거나 시각적인 자극을 보았을 때 느끼는 심리적 안정감과 쾌감을 말함. 마치 뇌가 짜릿하거나 머리부터 온몸으로 퍼져 나가는 듯한 기분 좋은 느낌을 줌.

배달 앱 - 증폭된 욕구를 실제 소비로 전환

인스타그램에서 형성되고 유튜브에서 증폭된 소비 욕구는 배달 앱을 통해 실제 소비로 이어진다. 화려한 비주얼과 ASMR 등 자극적인 요소로 가득한 음식 콘텐츠는 시청자의 시각과 청각을 사로잡아 강렬한 식욕과 충동적 소비 욕구를 유발하는 것이다.

소비자들은 인스타그램이나 유튜브에서 본 음식이 먹고 싶어지면, 즉시 배달 앱을 열어 해당 음식점이나 메뉴를 검색한다. 아무리 온라인에서 화제가 되어도, 배달 앱에서 찾을 수 없다면 소비자의 즉각적인 주문을 이끌어 낼 수 없다. 음식점 정보부터 메뉴 선택, 주문, 결제, 배달까지 모든 과정을 원스톱으로 제공하는 배달 앱의 편의성은 소비자의 순간적인 욕구를 빠르게 만족시킨다. 한국콘텐츠진흥원의 2023년 보고서에 따르면, 배달 앱 이용자의 40% 이상이 인스타그램이나 유튜브 등 SNS에서 본 음식이나 음식점을 검색해 주문한 경험이 있다고 한다.

또한 SNS와 배달 앱 간의 유기적인 연동 시스템은 소비 욕구를 즉각적으로 해소할 수 있게 한다. 이는 여러 앱을 오가는 번거로움을 없애고 사용자에게 편리함을 제공한다. 예를 들어, SNS에서 맛집 정보를 보다가 해당 게시글에 첨부된 배달 앱 링크를 누르면 곧바로 배달 앱으로 이동해 음식을 주문할 수 있다. 실제로 인스타그램은 음식점들이 자신의 프로필에 음식 주문 기능을 직접 추가하여, 사용자들이 인스타그램을 벗어나지 않고도 바로 음식 주문을 완료할 수 있도록 지원하는 기능을 제공한다.

결론적으로, 오늘날의 음식 소비 트렌드는 단일 플랫폼에서 형성되는 것이 아니라, 여러 디지털 플랫폼이 유기적으로 상호 작용하며 만들어진다. 시각적으로 호기심을 유발하고(인스타그램), 상세한 정보와 간접 경험을 제공해 욕구를 증폭시키며(유튜브), 최종적으로 편리하고 즉각적인 소비로 이어지게 하는(배달 앱) 일련의 과정이 플랫폼 간 연쇄 반응을 통해 빠르게 진행되는 것이다.

✦ 당신의 클릭 한 번이 광고가 되어 돌아온다

혹시 이런 경험을 해 본 적이 있는가?

사무실에서 동료에게 "귀여운 강아지 한 마리 키워 볼까?"라고 말했는데, 며칠 뒤 인스타그램, 페이스북, 유튜브가 온통 반려견 용품 광고로 뒤덮인 경우.

친구와 카페에서 "다음 달에 요가 등록할까?"라는 이야기를 나눴을 뿐인데, 얼마 지나지 않아 SNS에 근처 요가 학원 광고가 등장한 경우.

남편에게 "요즘 우리 아기가 잠을 잘 안 자서 고민이야."라고 털어놓자마자, 1시간 뒤 인스타그램에 '우리 아이 꿀잠 아이템' 광고가 뜬 경우.

이야기만 했을 뿐, 스마트폰으로 해당 내용을 검색한 적도 없고, 관련 웹 사이트를 방문한 적도 없는데, 어떻게 이런 소름 돋는 일이 일어날 수 있을까? '혹시 내 스마트폰이 대화를 몰래 녹음하고 있는 건 아닐까?' 하는 의심이 들기도 한다.

이처럼 놀랍도록 정확한 '표적 광고(Targeted Advertising)'의 비밀은 우리의 온라인 활동을 끊임없이 추적하고 분석하는 디지털 플랫폼의 고도화된 기술에 숨어 있다.

플랫폼 기업이 사용자의 데이터를 추적하는 기술

표적 광고는 불특정 다수에게 광고를 무작정 노출하는 것이 아니라, 특정 개인이나 집단의 특성, 관심사, 행동 패턴에 맞춰 맞춤형 광고를 보여 주는 기법이다. 이렇게 정교한 광고가 가능한 이유는 바로 디지털 플랫폼 기업이 사용자의 데이터를 끊임없이 추적하는 기술 덕분이다.

데이터 추적이란 사용자의 온라인 행동을 관찰하고 기록하는 기술을 의미한다. 사용자가 특정 웹 사이트를 방문하거나 앱을 사용할 때마다 성별, 연령대, 검색 기록, 클릭 기록, 구매 명세, 위치 정

   알고리즘, 당신의 체중을 설계하다

보, 체류 시간 등 다양한 데이터가 수집된다. 이는 다음과 같은 기술들을 활용해 이루어진다.

- **쿠키**(Cookies): 웹 사이트가 사용자 브라우저에 저장해 두는 작은 데이터 조각으로, 사용자의 활동을 기억하고 추적하는 데 활용된다.

- **트래킹 픽셀**(Tracking Pixel): 웹 페이지나 이메일 속에 삽입된, 눈에 보이지 않는 작은 이미지로, 사용자의 접속 여부나 행동을 감지한다.

- **기기 지문**(Device Fingerprinting): 스마트폰이나 컴퓨터가 가진 고유한 디지털 정보를 활용하여 특정 기기를 식별하고 추적하는 기술이다.

- **위치 정보 추적**(Location Tracking): 모바일 앱은 GPS나 Wi-Fi 정보를 통해 사용자의 현재 위치를 파악하고 기록한다.

- **로그 데이터**(Log Data): 사용자가 언제 로그인했는지, 어떤 페이지를 클릭했는지, 어떤 검색어를 입력했는지 등 사용자의 모든 온라인 활동 기록을 의미한다.

- **SDK**(Software Development Kit): 앱 개발 시 삽입되는 코드로, 앱 내에서 사용자의 행동을 추적하고 데이터를 수집하는 기능을 수행한다.

개인화된 경험을 만드는 알고리즘

데이터가 쌓인다고 해서 저절로 가치가 생기는 것은 아니다. 단순히 쿠키만으로는 사용자가 무엇을 좋아하는지 정확하게 파악할 수 없기 때문이다. 방대한 데이터로부터 의미를 찾아내려면 정교한 알고리즘이 꼭 필요하다. 넷플릭스나 유튜브가 나와 친구에게 각기 다른 화면을 보여 주는 것도 바로 이 알고리즘 덕분이다. 이는 광고주가 불필요한 비용을 줄이고, 사용자 또한 별 관심 없는 광고에 노출되는 불편함을 줄여 주는 효과를 가져온다. 특히 수억 명의 사람들이 매일 쏟아내는 온라인 데이터를 사람이 일일이 분석할 수는 없기에, 플랫폼 규모가 커질수록 알고리즘의 중요성은 더욱 커진다.

수많은 데이터 조각은 마치 퍼즐처럼 흩어져 있지만, 딥러닝과 같은 고도로 정교한 알고리즘은 이 파편들 속에서 숨겨진 패턴과 연결 고리를 찾아낸다. 예를 들어, 한 30대 남성이 네이버에서 등산화를 검색하고, 유튜브에서 설악산 관련 영상을 시청하고, 아웃도어 쇼핑몰을 방문한 기록이 있다면, 이 사용자는 '등산에 관심 많은 30대 남성'으로 분류될 수 있다.

이렇게 알고리즘이 찾아낸 패턴과 연결 고리를 바탕으로, 각 플랫폼은 개별 사용자에 대한 가상의 개인 프로필을 만들어 낸다. 이 프로필에는 나이, 성별과 같은 기본적인 정보뿐 아니라, 온라인 활

 알고리즘, 당신의 체중을 설계하다

동 기록, 구매 이력 등의 행동 데이터 그리고 개인의 관심사와 선호도까지 상세하게 기록된다. 좋아하는 스포츠, 즐겨 보는 영화 장르, 선호하는 스마트폰 브랜드, 지지하는 정당, 아침형 인간인지 저녁형 인간인지, 어떤 사람들과 교류하는지, 심지어는 그 자신도 인식하지 못했던 성격적 특징까지 이 디지털 프로필 속에 담기게 된다.

이렇게 완성된 개인 프로필은 광고주에게 매우 가치 있는 정보가 된다. 디지털 플랫폼은 이 프로필 데이터를 기반으로 해당 사용자의 특정 상품 구매 가능성을 예측하고, 가장 효과적일 것으로 판단되는 광고를 선택하여 사용자의 스마트폰에 노출한다. 앞서 예시로 든 '등산에 관심 많은 30대 남성'에게는 등산 장비나 아웃도어 쇼핑몰 광고가 집중적으로 노출되는 식이다. '어떻게 내 마음을 알고 이런 광고를 보여 주지?'라고 느껴지는 소름 돋는 광고들이 바로 이 같은 정교한 분석 과정을 통해 우리에게 도달하는 것이다.

이러한 알고리즘 기반의 개인화는 때로 웃지 못할 에피소드를 낳기도 한다. 2012년 2월, 미국《뉴욕타임스》는 한 대형 상점이 아버지보다 먼저 딸의 임신 사실을 알아낸 사건을 보도했다. 이야기는 이러하다. 어느 날, 고등학생 딸에게 미국의 대형 마트 체인 '타깃(Target)'이 보낸 임신·육아용품 할인 쿠폰이 도착했다. 이를 발견한 아버지는 격분하여 상점에 항의 전화를 걸었고, 타깃은 정중히 사과했다. 그러나 며칠 뒤 딸과 이야기를 나눈 아버지는 딸이 실제로 임신했다는 사실을 알게 되었고, 오히려 타깃 측에 사과하는 황당한 일이 벌어졌다. 도대체 타깃은 어떻게 아버지보다 먼저 딸의 임신 사실을 알고 할인 쿠폰을 보낼 수 있었을까? 타깃은 고객의 구매 기록을 분석하여 임신 가능성이 높은 여성을 추정하는 알고리즘을 사용했다. 무향 로션, 칼슘·철분 보충제 등 '초기 임신부들이 자주 구매하는 물건'을 산 고객에게 임신 관련 쿠폰을 발송했던 것이다.

수집된 데이터는 단일 플랫폼에만 머무르는 것이 아니라, 데이터 관리 플랫폼이나 고객 데이터 플랫폼 같은 시스템을 통해 여러 플랫폼에서 수집된 데이터와 결합·통합된다. 예를 들어, 구글에서 검색한 내용, 쿠팡에서 구매한 명세, 배달의민족에서 주문한 음식, 인스타그램에서 '좋아요'를 누른 게시물 등 온라인상의 모든 활동 데이터가 한 개인의 프로필 아래에서 연결될 수 있다. 이렇게 통합된 프로필은 플랫폼이 사용자의 취향과 행동을 더욱 정확하게 예측하고, 그에 맞는 표적 광고를 제공할 수 있게 하는 기반이 된다.

결국, 우리가 온라인에서 남기는 모든 디지털 발자국은 끊임없이 추적되어 알고리즘을 통해 정교한 개인 프로필로 생성되고, 그 프로필을 기반으로 개인화된 표적 광고가 되어 다시 우리에게 돌아오는 순환 구조가 만들어진다.

　　　　　　　　　　　　알고리즘, 당신의 체중을 설계하다

표적 광고: 나만을 위한 광고인가?

사용자 개인의 관심사를 정확히 반영하여 적절한 시점에 노출되는 표적 광고는 불특정 다수에게 일괄적으로 노출되는 일반 광고와는 확연히 다르다. 이는 마치 '나' 하나만을 위해 특별히 제작된 광고 같다는 강력한 인상을 준다. 이러한 현상 뒤에는 어떤 심리적 요인이 숨어 있을까?

1) 예측의 정확성

사람들은 어떤 정보가 '나'와 연결된다고 느낄 때 그 정보를 훨씬 더 잘 기억하고 더 긍정적으로 받아들이는 경향이 있다. 이 현상은 '자기 참조 효과(Self-Reference Effect)'와 같은 원리에 기반하며, 우리 뇌가 자신과 관련된 정보를 먼저 처리하고 기억하는 성향에서 비롯된다. 실제로 이 원리를 활용한 맞춤 광고는 일반 광고보다 클릭률과 구매 전환율이 2배 이상 높게 나타난다는 조사 결과도 있다.

즉, 단순히 제품의 장점만 나열하는 광고보다 '나'와 연결 지어 생각하게 하는 메시지를 전달하는 광고가 소비자에게 훨씬 더 강한 인상을 주는 것이다. 이는 곧 개인화된 메시지의 중요성으로 이어진다. 예를 들어, 평소 아침에 일어나는 것을 힘들어하는 사람에게 "아침에 일어날 때 유난히 뻐근하신가요? ○○ 매트리스가 당신의 밤을 바꿔 드립니다."라는 광고 문구가 전달된다면 어떨까? 그 소비자의 눈길은 이 메시지에 더 오래 머무르게 될 가능성이 매우 높다. 그 광고가 바로 '나'의 문제를 언급하고, '나'를 위한 해결책을 제시한다고 느껴지기 때문이다.

2) 개인화된 경험

소비자는 자신이 특별한 대우를 받고 있다고 느낄 때 광고에 더 긍정적으로 반응한다. 이는 마치 광고가 오직 '나'만을 위해 맞춤 제작된 것 같은 착각을 불러일으키기 때문이다. 이러한 현상은 개인화 마케팅의 핵심 원리이며, 소비자의 뇌가 자신과 관련된 정보를 먼저 처리하는 자기 참조 효과에 기반한다.

예를 들어, 스릴러물을 즐겨 보는 소비자에게는 "○○님, 평소 즐겨 보시던 스릴러 장르에 딱 맞는 새로운 작품이 나왔습니다."와 같은 메시지를 보낼 수 있다. 또한 육아에 지친 부모에게는 "육아에 지친 ○○님에게 단 10분이라도 온전한 휴식을 선물해 드릴게요."와 같은 메시지를 전할 수 있다.

이처럼 사용자의 이름을 직접 언급하거나, 사용자의 관심사와 현재 상황을 반영한 광고는 소비자에게 '이 플랫폼은 나를 정확히 알고 나를 위해 존재한다'는 강한 인상을 심어 줄 수 있다. 실제로 소비자 행동 연구에 따르면, 개인화된 메시지는 단순한 대중 광고보다 고객의 클릭률과 구매 전환율을 수 배 이상 높이는 것으로 나

     알고리즘, 당신의 체중을 설계하다

타났다. 넷플릭스, 스포티파이, 아마존 등 글로벌 플랫폼들은 사용자의 이름과 취향을 활용해 '오직 나를 위한 추천'을 제공하며 높은 고객 충성도를 유지하고 있다.

3) 정보의 적시성

만약 소비자가 정확히 필요로 하는 순간에 광고가 등장한다면 어떨까? 이때 그 광고는 더 이상 단순한 광고가 아니라, 문제를 해결해 줄 유용한 정보로 인식될 수 있다. 이는 '컨텍스트 마케팅(Context Marketing)'의 핵심 원리로, 소비자의 현재 상황과 맥락을 고려하여 관련성 높은 마케팅 메시지를 전달하는 전략이다.

실제로 구글의 '마이크로 모멘트(Micro Moment)' 연구에 따르면, 소비자가 필요를 느끼는 순간에 제공되는 정보는 단순한 광고를 넘어 문제 해결의 동반자로 인식된다. 국내외 배달 앱과 여행사는 이를 활용해 실시간 푸시 알림으로 주문과 예약 전환율을 크게 끌어올리고 있다.

예를 들어, 배는 고프지만 요리하기 귀찮은 1인 가구에 "오늘 저녁 뭐 먹지? 고민될 땐 ○○앱에서 주변 맛집을 추천받으세요."라는 푸시 알림이 뜬다면, 이는 매우 반가운 정보가 될 것이다. 또는 방금 스위스 여행 관련 정보를 검색한 사람에게 "여행을 계획 중이시군요. 지금 예약하면 얼리버드 할인이 가능합니다."라는 여행사의 메시지가 전달된다면, 바로 예약으로 이어질 가능성이 높다.

이처럼 소비자의 맥락에 맞춰 소비자가 필요를 느끼는 바로 그 순간에 나타나는 적시성 있는 광고는 마치 친구나 가족이 내 고민을 듣고 해결책을 제시해 주는 듯한 유대감을 형성한다. 이는 결과적으로 광고에 대한 신뢰도와 호감도를 크게 높인다.

4) 반복 노출과 확증 편향

특정 광고가 여러 플랫폼에서 반복적으로 나타나면, 소비자는 "그래, 이건 내가 원래 관심 있었던 거야."라고 스스로 확신하게 된다. 이는 '단순 노출 효과(Mere Exposure Effect)'와 '확증 편향'이라는 심리적 원리가 복합적으로 작용한 결과이다. 자주 노출되는 브랜드나 상품에 대해 소비자는 무의식적으로 친숙함과 긍정적 감정을 느끼게 된다.

예를 들어, 등산에 관심이 많은 사람에게 "요즘 지리산 등반 정보를 자주 검색하는 당신을 위한 새로운 등산용품이 나왔습니다."라는 메시지가 네이버와 인스타그램에서 반복적으로 전달될 수 있다. 또한 다이어트를 계획 중인 사람에게는 "수많은 소비자가 선택한 다이어트 솔루션, 당신의 고민도 해결해 드립니다."라는 메시지가 유튜브나 페이스북에서 매일 전해질 수 있다.

이처럼 소비자가 이미 관심이 있거나 마음속에 담고 있던 것을

계속해서 재확인시켜 주는 광고 전략을 '리타기팅(Retargeting)'이라
고 한다. 이는 확증 편향을 자극하여 광고 제품에 대한 긍정적 인
식을 더욱 강화하는 역할을 한다. 실제로 리타기팅 광고의 클릭률
은 일반 광고보다 10배 이상 높게 나타난다. 또한 사용자가 장바구
니에 담아 둔 상품을 SNS, 유튜브, 배너 광고 등으로 반복 노출하면
구매 전환율이 70% 이상 오른다는 통계도 있다.

표적 광고는 이처럼 다양한 심리적 요인이 복합적으로 작용하면
서 단순히 정보를 노출하는 수준을 넘어선다. 이는 소비자의 욕구
를 정확하게 파악하고 필요한 것을 채워 주어, 마치 '나만을 위한
특별한 경험'을 제공하는 것처럼 느껴지게 한다. 이러한 접근 방식
은 결과적으로 소비자의 인식과 구매 결정에 깊은 영향을 미친다.

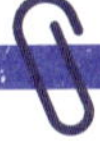

핵심 질문

**우리가 유튜브나 인스타그램 같은 서비스를 '무료'로 사용하는 것 같지
만, 실제로 지급하고 있는 대가는 무엇인가?**

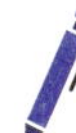 "제품에 돈을 내지 않으면 당신이 바로 그 제품"이라는 말처럼, 우리의 관
심사와 온라인상의 모든 활동 데이터가 상품화되어 광고주에게 판매된다.

사용자가 특정 플랫폼이나 앱(카카오톡, 쿠팡 등)을 한번 사용하기 시작하면 다른 서비스로 바꾸기 어려운 이유는 무엇인가?

그동안 축적된 개인화된 데이터, 사회적 연결망, 멤버십 혜택 등의 전환 비용으로 인해 다른 플랫폼으로 이동하기가 어려워지는 락인 효과 때문이다.

하나의 음식 트렌드(예: 요아정)가 여러 플랫폼을 거치며 빠르게 확산하는 과정은 어떻게 이루어지나?

인스타그램에서 시각적 호기심을 유발하고, 유튜브 먹방을 통해 소비 욕구를 증폭시킨 뒤, 배달 앱을 통해 실제 소비로 즉시 연결하는 플랫폼 간 연쇄 반응을 통해 이루어진다.

생각할 거리

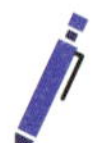

- 온라인상에서 당신은 '똑똑한 소비자'에 가깝다고 생각하나, 아니면 플랫폼의 '잘 팔리는 상품'에 가깝다고 생각하나?
- 주변 사람들이 모두 특정 메신저 앱을 쓴다는 이유만으로, 더 좋은 기능을 가진 다른 앱으로 바꾸지 못한 경험이 있나?
- SNS에서 유행하는 음식을 일부러 찾아가서 먹고 인증 숏을 남긴 경험이 있나? 그 이유는 무엇이었나?

다음 이야기

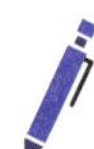

우리는 플랫폼 기업이 우리의 데이터를 상품으로 삼는다는 사실을 알게 되었다. 하지만 머리로는 이를 이해하면서도, 왜 우리는 이들의 유혹에서 쉽게 벗어나지 못하는 것일까? 다음 장에서는 우리의 뇌와 본능을 파고드는 중독의 메커니즘을 심층적으로 분석한다.

 알고리즘, 당신의 체중을 설계하다

3장
우리는 왜 빠져나오기 힘든가?

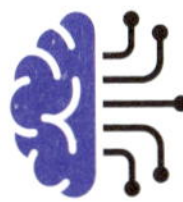

멈출 수 없는 쇼츠의 유혹

스물한 살 대학생 민서에게 오늘은 유난히 고단한 하루였다. 오전에는 전공 수업 두 개를 연달아 들었고, 오후에는 조별 모임이 있어 늦게까지 학교에 머물러야 했다. 도서관에서 과제를 하다 집에 도착한 시간은 밤 11시. 너무 피곤해서 간단히 씻고 곧장 침대에 몸을 뉘었지만, 막상 잠이 오지 않았다. 그저 멀뚱히 누워 있기도 애매해서, 잠이 올 때까지 잠시 유튜브나 보자는 생각으로 스마트폰을 집어 들었다.

볼만한 영상이 없나 하고 스크롤을 내리던 중, 익숙한 얼굴에 손가락이 멈췄다. 민서가 가장 좋아하는 BTS 뷔의 전역 기념 댄스 챌린지 영상이었다. 22초 남짓한 짧은 영상이었지만 뷔의 매력을 느끼기에는 충분했다. 다음에는 슈가의 댄스 영상이 이어졌고, 영상은 하나, 둘, 셋… 꼬리에 꼬리를 물고 재생되었다. 민서는 넋을 잃은 채 화면을 응시했다. 뷔의 보컬 영상, 슈가의 랩 파트 모음, 둘의 케미를 다룬 편집 영상까지, 끝없이 이어졌다. 유튜브의 알고리즘은 민서의 취향을 정확히 파악하고 민서가 좋아할 만한 영상을 끊임없이 추천했다.

시간이 가는 줄도 모르고 민서의 손가락은 계속해서 스마트폰 화면을 위로 올리고 있었다. '딱 하나만 더!'라고 다짐했지만, 아무 소용이 없었다. 시계를 보니 어느새 새벽 2시가 넘어 있었다. 벌써 3시간이나 흘렀다니! 화들짝 놀란 민서는 서둘러 스마트폰을 내려놓고 눈을 감았다. 다음 날 오전 9시 수업이 있는데, 일찍 일어나지 못하면 큰일이었다.

다음 날 아침 7시, 알람 소리에 간신히 눈을 뜬 민서는 몽롱한 정신으로 침대에서 일어나 거실로 나가며 자신을 자책했다. "아! 어젯밤에 내가 왜 그랬을까? 이제는 정말 쇼츠를 끊어야지. 이러다 큰일 나겠어." 과연 민서는 정말로 쇼츠 시청을 끊을 수 있을까?

쇼츠(Shorts)는 유튜브에서 2020년부터 제공하고 있는 짧은 형식의 동영상 콘텐츠 플랫폼이다. 일반 유튜브 영상이 비교적 긴 길이로 제공되는 것과 달리, 쇼츠는 스마트폰 화면에 최적화된 세로형

   알고리즘, 당신의 체중을 설계하다

영상으로 1분 이내의 짧은 길이가 특징이다. 이는 경쟁 플랫폼인 틱톡의 전 세계적 인기에 대응하기 위해 유튜브가 유사한 서비스를 선보인 것으로 볼 수 있다.

현재 유튜브 쇼츠와 인스타그램 릴스를 비롯한 숏폼(short-form) 콘텐츠는 디지털 미디어 소비의 주류로 자리 잡았다. 특히 10대와 20대의 젊은 층에서 압도적인 인기를 얻고 있으며, 국내 숏폼 콘텐츠 시장 규모는 2024년 기준 약 6,500억 원으로 추산될 정도로 급성장했다.* 실제로 유튜브 쇼츠 이용자는 한 번에 평균 12~18개의 영상을 약 14분간 시청하는 것으로 나타났으며, 이용자의 29%는 하루 1시간 이상 쇼츠를 시청하는 것으로 조사되었다.** '잠깐만 보자'라는 다짐이 무너지는 건 아주 흔한 일이다.

화려한 시각적 효과, 빠른 화면 전환, 자극적인 사운드 등으로 시청자의 주의를 사로잡는 숏폼 콘텐츠는 짧은 시간 안에 즉각적인 만족감을 준다. 하지만 이러한 숏폼의 중독성으로 인한 집중력 저하, 문해력 감소 등 여러 부작용에 대한 우려도 커지고 있다. 일부 전문가들은 숏폼 콘텐츠를 자주 시청하면 뇌 발달에 부정적인 영향을 미칠 수 있다고 경고하기도 한다.

---

*   한국콘텐츠진흥원 자료 및 카카오벤처스 조사.

**   시장 조사 기관 오픈서베이, '소셜미디어·숏폼 트렌드 리포트 2024'.

앞선 사례에서 민서는 왜 시간 가는 줄 모르고 쇼츠에 빠져들었을까? 단순히 의지가 약해서였을까? 비단 쇼츠뿐만이 아니다. 스마트폰에서 우리가 일상적으로 접하는 수많은 콘텐츠는 왜 이토록 강한 중독성을 가질까?

우리는 왜 알고리즘을 거부하지 못할까?

숏폼 콘텐츠의 늪에서 헤어나기 어려운 이유를 이해하려면, 먼저 현대 디지털 미디어의 핵심이자 작동 원리 그 자체인 알고리즘에 왜 이토록 깊이 의존하게 됐는지 살펴봐야 한다. 우리는 왜 알고리즘에 이끌리게 되었고, 그 의존성은 좀처럼 끊어지지 않는 것일까?

놀라운 편리함과 효율성

우리가 알고리즘을 거부하기 어려운 가장 큰 이유는 바로 그 압도적인 편리함 때문이다. 알고리즘은 정보가 넘쳐나는 현대 사회에서 우리가 필요로 하거나 흥미를 느낄 만한 정보를 정확히 골라 제공해 준다. 일단 이 편리함에 익숙해지면, 예전 방식으로 돌아가기란 거의 불가능에 가깝다.

예를 들어 보자. 아침에 뉴스를 보려고 네이버나 다음 같은 포털

　　알고리즘, 당신의 체중을 설계하다

사이트에 접속하면, 알고리즘은 우리가 관심을 가질 만한 정치, 경제, 사회, 연예, 스포츠 뉴스를 알아서 척척 상단에 보여 준다. 매일같이 쏟아지는 수많은 기사 중에서 내게 필요한 정보를 선별해 주니, 시간도 절약되고 만족도도 자연스럽게 높아진다.

심리적 영향

알고리즘은 우리가 생각하고 판단하는 수고를 덜어 주어 뇌에 편안함을 준다. 이러한 편안함은 우리가 무의식적으로 알고리즘의 추천을 따르게 만든다. 결국 알고리즘은 사용자의 마음을 교묘하게 움직여 디지털 세계에 더 깊이 빠져들게 하는 셈이다. 이용하면 할수록 나도 모르게 알고리즘에 빠져들 수밖에 없는 이유다.

예를 들어, 좋아하는 K-POP 아이돌의 영상을 한 번 시청하면, 유튜브는 곧바로 그 아이돌의 다른 영상, 관련 그룹의 콘텐츠, 해당 아이돌이 출연한 예능 프로그램까지 꼬리에 꼬리를 물고 추천해 준다. 그러다 보면 사용자는 어느새 시간 가는 줄 모르고 영상을 시청하게 된다. 이는 알고리즘이 사용자의 확증 편향, 즉 자신이 보고 싶은 것만 보려는 심리를 강화하기 때문이다.

페이스북이나 인스타그램의 피드에도 자신과 비슷한 생각을 가진 친구들의 게시물이나, '좋아요'를 눌렀던 페이지의 글 위주로 보이게 된다. 결과적으로 사용자는 자신의 성향과 비슷한 의견만 반복적으로 접하게 된다.

정보의 비대칭성과 불투명성

알고리즘은 대부분 그 작동 방식이 투명하게 공개되지 않는다. 현대의 인공지능 기반 알고리즘은 너무나 복잡해서, 개발자조차 그 작동 방식을 완전히 이해하지 못하는 경우가 많다. 왜 그런 결과가 나왔는지, 어떤 기준으로 추천이 이루어졌는지 명확히 알기 어렵기 때문에, 우리는 알 수 없는 힘에 이끌리듯 그 결과를 받아들이게 된다. 알고리즘의 결정에 이의를 제기하고 싶어도 마땅한 수단이 없는 셈이다.

예를 들어, 은행에 대출을 신청했는데 알고리즘 심사 결과 거절당했다고 해 보자. 도대체 어떤 기준으로, 무슨 이유로 알고리즘이 거절했는지 명확히 알 방법이 마땅치 않다. 실제로 국내 은행권은 2025년부터 인공지능을 활용한 대출 심사와 리스크 관리 시스템을 도입하여 알고리즘 금융 시대로 접어들었다.

2017년부터 국내에 도입되었다고 알려진 인공지능 면접도 마찬가지다. 만약 인공지능 면접에서 탈락했다면, 불합격의 기준을 알 길이 없다. 지원자의 표정 때문인지, 말하는 속도 때문인지, 아니면 알고리즘의 편향 때문인지 알 수 없다. 실제로 과거에 합격한 후보자의 데이터를 학습하여 미래의 인재를 식별할 때 사용하는 채용

 알고리즘, 당신의 체중을 설계하다

알고리즘은 편향된 결과를 초래할 가능성이 있다고 알려져 있다.

사회적 의존성 및 광범위한 영향

알고리즘은 이제 우리가 흔히 사용하는 앱에만 국한되지 않고, 우리 사회 구조 전반에 깊숙이 뿌리내려, 사실상 현대 사회에서 살아가기 위한 필수 요소가 되었다. 알고리즘이 만든 시스템에서 벗어난다는 것은 곧 수많은 편리함을 포기하는 것이며, 이제는 선택의 여지가 없는 지경까지 이르렀다고 해도 과언이 아니다.

예를 들어, 원하는 목적지로 가는 길을 찾을 때 우리는 가장 먼저 스마트폰의 지도 앱을 열어 경로를 확인한다. 지도 앱의 알고리즘은 실시간 교통 상황을 반영해 최적의 경로를 알려 준다. 만약 이러한 기능이 갑자기 사라진다면, 단순한 불편함을 넘어 일상생활이 마비될지도 모른다.

마찬가지로 궁금한 것이 생겼을 때 우리는 즉시 네이버나 구글의 검색창에 키워드를 입력한다. 검색 엔진의 알고리즘은 방대한 정보 중에서 우리가 찾는 답을 가장 정확하고 빠르게 보여 준다. 이제 우리는 더 이상 정보를 얻기 위해 도서관에 가거나 전문가를 직접 찾아다니지 않는다.

결국 우리는 알고리즘이 제공하는 극도의 편리함과 개인 맞춤형 서비스에 익숙해져 버렸다. 이미 사회 전반의 시스템에 알고리즘이 깊이 스며들었기 때문에 이를 거부하기는 쉽지 않다. 게다가 알고리즘의 작동 원리를 명확히 알기 어렵고, 우리의 인지적 편향을 강화하는 특성 때문에 스스로 이를 깨닫고 통제하기도 쉽지 않다.

✦ 알고리즘이 가장 좋아하는 먹잇감, 우리의 본능

우리가 일상생활에 지장을 받을 정도로 숏폼 콘텐츠나 소셜 미디어에 깊이 빠져드는 것은 단순히 습관이나 의지 부족 때문만은 아니다. 이는 인간의 본능적인 심리를 정교하게 파고들어 사용자가 플랫폼에 더 오래 머무르며 더 많이 반응하게끔 설계된 알고리즘의 속성에서 비롯된다. 스티븐 핑커(Steven Pinker)는 그의 저서《마음은 어떻게 작동하는가》에서 인간의 마음을 "자연선택을 통해 선조들이 생존하고 번식하는 데 유리하도록 진화한 심리적 적응 모듈들의 집합체"라고 설명한다. 다시 말해, 우리의 본능은 수십만 년에 걸쳐 형성된, 문제를 해결하기 위한 정교한 프로그램인 셈이다.

즉각적인 만족을 추구하는 본능

인간은 지연된 보상보다 즉각적인 보상을 본능적으로 선호한다.

     알고리즘, 당신의 체중을 설계하다

핑커는 이를 '지연 할인' 또는 '쌍곡선 할인'이라는 개념으로 설명한다. 이는 어떤 보상이 당장 주어지지 않고 일정 시간이 지난 뒤에 주어질 경우, 사람들은 그 가치를 실제보다 낮게 평가한다는 의미다. 예를 들어, "지금 1만 원을 받을래, 한 달 뒤에 2만 원을 받을래?"라고 물으면, 대부분의 사람은 한 달 뒤의 더 큰 금액 대신 지금 당장의 1만 원을 선택한다. 즉각적인 만족이 미래의 더 큰 보상보다 더 큰 가치를 지니게 되는 것이다.

수렵·채집 사회에서 살았던 우리의 조상들에게 미래는 포식자의 위협, 질병, 식량 부족 등 예측할 수 없는 위험으로 가득했다. 눈앞의 과일을 당장 먹지 않으면 썩어 버리거나 다른 동물에게 빼앗길 수 있었고, 사냥에 성공하더라도 고기를 장기간 보관할 방법이 마땅치 않았다. 따라서 눈앞의 확실한 이득을 취하는 전략이 생존에 압도적으로 유리했다. 미래의 불확실한 이득을 기다리는 개체보다 현재의 에너지를 확보한 개체가 살아남아 유전자를 남겼을 가능성이 컸다. 이러한 성향은 지금까지 이어져 패스트푸드 선호, 충동구매 등 현대인의 행동에 영향을 미치고 있다.

이러한 즉각적 만족 추구 경향은 인간 뇌의 보상 시스템과 깊은 관련이 있다. 새로운 정보나 자극을 접할 때 분비되는 도파민은 기대와 보상이 결합할 때 더 강하게 분비되어 쾌감을 유발한다. 디지털 환경에서 알고리즘은 사용자의 이러한 본능에 최적화되도록 설계된다. 특히 소셜 미디어, 숏폼 영상, 온라인 게임 등은 끊임없이 새로운 자극을 제공하여 사용자가 즉각적인 만족감을 경험하도록 유도한다.

또한 보상이 예측 불가능할수록 뇌는 더 큰 자극을 받는다. 소셜 미디어에서 예상치 못한 순간에 발견하는 흥미로운 게시물, 친구의 새로운 소식, 갑작스러운 '좋아요' 알림 등은 사용자가 스크롤을 멈추지 못하게 만드는 중요한 요소이다. 이러한 불확실성과 우연성은 뇌의 보상 회로를 계속 자극해 도파민 분비를 유지시킨다.

결과적으로 뇌는 이러한 즉각적이고 작은 보상에 길들어 끊임없이 새로운 자극을 원하게 된다. 이는 현실 세계의 보상 속도가 너무 느리고 불확실하게 느껴지게 만들어, 더 빠르고 확실한 보상을 주는 디지털 플랫폼을 떠나지 못하게 한다.

최소한의 노력으로 최대한의 즐거움을 추구하는 본능

인간은 최소의 노력으로 최대의 즐거움을 얻으려는 본능을 가지고 있다. 이를 '에너지 보존' 또는 '최소 노력의 원칙'으로 설명할 수 있다. 핑커는 이를 단순한 게으름이 아니라, 모든 생명체가 따르는 지극히 합리적인 생존 전략으로 간주했다. 따라서 이러한 원칙은 효율성을 극대화하려는 적응적 전략으로 볼 수 있으며, 현대인이 자동화된 기기나 편리한 서비스를 선호하는 것은 이 본능의 발현

 알고리즘, 당신의 체중을 설계하다

이라 할 수 있다.

생존과 번식에 있어 에너지는 필수적이지만, 동시에 매우 귀중하고 한정된 자원이다. 우리 조상들에게 에너지를 얻는 일은 매우 힘든 과정이었고, 모든 활동에는 에너지 소모가 뒤따랐다. 따라서 최소한의 에너지를 사용하여 최대한의 이득을 얻는 것은 생존 확률을 높이는 핵심 전략이었다. 불필요한 곳에 에너지를 낭비하는 개체는 굶주리거나 포식자의 위협에 더 쉽게 노출되었을 것이다.

오늘날의 개인화 추천 시스템은 바로 이 본능을 핵심 원리로 삼는다. 즉, 알고리즘은 사용자의 인지적 노력을 최소화하여 수동적인 콘텐츠 소비를 유도한다. 유튜브나 넷플릭스의 자동 재생 기능은 다음 콘텐츠를 선택하는 최소한의 노력조차 없애 버린다. 개인화된 추천 피드는 내가 무엇을 좋아할지 알고리즘이 대신 고민하고 떠먹여 주는 것과 같다. 사용자는 그저 수동적으로 소비하기만 하면 된다. 실제로 유튜브에서 발생하는 전체 시청 시간의 약 70%는 알고리즘의 추천을 통해 이루어지고, 넷플릭스 역시 75~80%에 달하는 시청이 추천으로 결정된다고 한다.

이렇듯 알고리즘은 저항이 가장 적은 길을 따르도록 설계되었기에 그 영향력에서 벗어나기 어렵다. 무언가를 끄거나 다른 것을 찾아보는 능동적 행동보다, 그저 가만히 앉아 제공되는 콘텐츠를 보는 수동적 행동이 훨씬 쉽기 때문이다. 이 편안함에 익숙해지면 스스로 무언가를 찾아 나서는 것이 귀찮고 힘든 일이 되어 버린다.

사회적으로 연결되고 소속되려는 본능

인간은 핑커가 "극도로 사회화된 영장류"로 규정했듯이, 집단에 소속되고 강한 유대를 형성하려는 깊은 욕구가 있다. 이는 생존과 직결된 강력한 본능 중 하나이다.

우리 조상들에게 집단으로부터의 추방은 곧 사형 선고나 다름없었다. 혼자서는 거대한 맹수를 막을 수도 없었고, 큰 사냥감을 잡을 수도 없었으며, 자녀를 안전하게 키우는 것 또한 불가능했다. 집단은 음식 자원 공유, 포식자로부터의 공동 방어, 협력적인 사냥, 육아 분담, 지식 전수, 잠재적 짝을 만날 기회를 제공했다. 따라서 집단 내에서 좋은 평판을 유지하고 구성원들과 강한 유대를 형성하는 능력은 생존과 번식의 성공을 위한 핵심이었다.

오늘날 알고리즘은 우리의 소속감 본능을 자극하는 동시에, 사회적 관계와 평판을 수치화하여 끊임없이 상기시킨다. '좋아요' 수, 팔로워 수, 공유 횟수 등은 디지털 공간에서 나의 사회적 가치를 보여 주는 명확한 점수처럼 작동한다. 또한 알고리즘은 포모(FOMO) 심리를 활용하여 우리가 소외되지 않도록 친구들의 최신 소식, 새로운 그룹 가입 권유, 참여해야 할 것 같은 대화 등을 계속해서 보여 줌으로써 소속감을 강화한다.

　　　　　　　　　알고리즘, 당신의 체중을 설계하다

결국 알고리즘은 집단으로부터의 고립을 죽음처럼 여기던 조상에게서 물려받은 본능을 자극한다. 플랫폼을 떠나는 것은 이 사회적 관계망과 평판 시스템에서 로그아웃하는 것을 의미하며, 이는 곧 사회적 고립의 불안감을 유발한다. 나의 존재감을 확인하고 소속감을 느끼기 위해 우리는 계속해서 플랫폼을 방문하는 것이다.

새로운 정보를 탐색하고 주변 환경을 이해하려는 본능

원시 시대에서 주변 환경에 대한 정확하고 풍부한 정보를 가진 개체는 그렇지 못한 개체보다 생존에 훨씬 유리했다. 핑커가 인간을 "정보를 먹고 사는 동물"이라고 표현한 이유도 여기에 있다. 호기심과 탐험 정신은 생존 가치를 높이는 최고의 도구였던 셈이다.

선조들에게 주변 환경에 대한 정확한 정보는 생존에 결정적인 이점을 제공했다. 어디에 먹을 것이 있는지, 물이 흐르는 곳은 어디인지, 포식자의 습성은 어떤지, 어떤 동물이 위험하고 어떤 식물이 독이 있는지를 파악하는 것이 생사를 갈랐다. 또한 집단 내 다른 구성원들의 생각과 의도를 파악하는 사회적 지능 역시 중요했다.

미래를 예측하고 대비할 수 있는 능력은 정보 보유에서 나온다. 이는 불확실한 환경에서 엄청난 이점으로 작용한다. 핑커는 인간의 거대한 뇌가 바로 이 정보를 처리하는 능력 덕분에 진화했다고 말한다. 따라서 당장 쓸모없어 보이는 순수한 호기심조차도 장기적으로는 유용한 지식으로 이어질 수 있는 잠재력 때문에 진화적으로 선택된 본능이라는 것이다.

알고리즘은 마르지 않는 정보의 샘을 제공하며 우리의 호기심을 끊임없이 자극한다. "지금 당장 확인하세요! 절대 후회하지 않을 것입니다.", "끝날 때까지 끝난 게 아니다. 충격적인 마지막 반전!"과 같은 온라인 콘텐츠의 자극적인 문구나 섬네일은 의도적으로 정보의 공백을 만들어 클릭하지 않고는 못 배기게 만든다. 또한 추천 알고리즘은 사용자가 좋아할 만한 익숙한 콘텐츠 사이에 전혀 새로운 주제의 콘텐츠를 섞어 제시함으로써, 다음엔 또 어떤 신기한 콘텐츠가 나올지 기대하게 만든다.

정보를 먹고 사는 동물인 인간은 새로운 것을 알고자 하는 본능적인 욕구가 있다. 알고리즘은 이 욕구를 정확히 겨냥하여 항상 흥미로운 정보가 다음 스크롤에 있을 것이라는 환상을 심어 준다. 이렇게 '정보의 토끼굴'에 한번 빠지면 헤어나기가 쉽지 않다.

남에게 인정받고 사회적 지위를 높이려는 본능

사회적 인정과 지위 추구 본능은 단순한 허영심이 아니라, 생존 자원과 번식 기회를 확보하기 위한 핵심적인 동기이다. 대부분의 사회적 동물 집단과 마찬가지로, 인간 사회에도 서열이 존재한다. 과거에 높은 지위는 더 좋은 음식, 더 안전한 잠자리, 더 많은 번식

　알고리즘, 당신의 체중을 설계하다

기회를 제공했다. 특히 인간 사회에서는 단순히 물리적인 힘뿐만 아니라 기술, 지혜, 관대함, 신뢰 등 '명망'을 통해서도 지위를 얻을 수 있었다.

이러한 지위 추구 본능은 인간 행동의 상당 부분을 설명한다. 우리가 값비싼 물건을 사거나, 특정 브랜드를 선호하며, 어려운 분야에서 성공하려고 노력하는 것 모두 자신의 지위를 과시하고 높이려는 본능에 뿌리를 두고 있다. 핑커는 이러한 지위 경쟁이 때로는 폭력과 갈등을 유발하기도 하지만, 그와 동시에 예술, 과학, 문화 발전의 중요한 원동력이 되었다고 설명한다.

디지털 알고리즘은 이러한 인정 욕구와 지위 추구 본능을 게임화 방식을 통해 교묘하게 이용한다. 팔로워 수, '좋아요' 수, 공유 횟수, 구독자 레벨 등은 디지털 공간에서 명확한 지위 척도로 작용한다. 사람들은 이 점수를 높이기 위해 더 자극적이고 주목받을 만한 콘텐츠를 생산하고 공유하는 경쟁에 뛰어든다. 성공한 인플루언서는 다른 사용자들에게 선망의 대상이자 모방하고 싶은 지위를 상징한다.

결과적으로 플랫폼은 사용자의 가치와 지위를 증명하는 핵심 무대가 된다. 이 디지털 경기장을 떠나는 것은 그동안 어렵게 쌓아 올린 지위를 포기하는 것처럼 느껴질 수 있다. 결국 더 높은 지위를 향한 욕망은 우리를 플랫폼에 묶어 두는 강력한 족쇄가 된다.

인간의 이러한 다섯 가지 본능은 결코 변덕스럽거나 비합리적인 것이 아니다. 오히려 수십만 년 동안 인류의 생존과 번영을 가능케 한 정교하고 합리적인 진화의 산물이다. 문제는 디지털 플랫폼의 알고리즘이 바로 이 생존 본능을 기가 막히게 겨냥하여 우리를 꼼짝 못 하게 붙들어 맨다는 점이다. 특히 조상들이 살았던 환경과는 너무나도 달라진 현대 사회에서 이러한 본능들은 때때로 부적절하거나 문제가 있는 행동으로 표출되기도 한다.

도파민 중독과 알고리즘의 보상 시스템

매일 습관처럼 스마트폰을 집어 드는 당신. 혹시 하루에 몇 번이나 스마트폰을 만지는지 세어 본 적이 있는가? 안데르스 한센(Anders Hansen)은 그의 저서 《인스타 브레인》에서 현대인이 하루 평균 2,600번 이상 스마트폰을 만진다고 이야기한다. 그는 자신 또한 하루에 3시간씩 스마트폰을 쓰고 있었다는 사실에 큰 충격을 받았다고 고백한다.

잠시 머리를 식히려고 시작한 유튜브 영상 시청이 어느새 1시간을 훌쩍 넘기고, 별생각 없이 열었던 쇼핑 앱에서 계획에 없던 물건을 결제하기도 한다. 우리는 스마트폰의 유혹에 왜 이리도 쉽게 넘

    알고리즘, 당신의 체중을 설계하다

어가고, 그 마수에서 벗어나지 못하는 걸까? 그 배경에는 우리 뇌 속의 도파민과 이를 정교하게 자극하는 알고리즘의 보상 시스템이 있다. 쾌락을 추구하는 인간의 본능과 고도로 발전한 기술이 만나 우리의 행동을 조종하고 있는 것이다.

우리는 왜 스크롤을 멈출 수 없을까?

우리가 스마트폰과 디지털 미디어에 쉽게 빠져드는 현상은 도파민과 즉각적인 보상이라는 원리로 설명할 수 있다. 수렵·채집인 시절부터 생존을 위해 끊임없이 새로운 정보를 찾아 헤매도록 설계된 우리 뇌의 원시적 보상 시스템이 스마트폰에 의해 강력하게 자극되고 있기 때문이다.

한센에 따르면, 흔히 '행복 호르몬'이나 '쾌락 호르몬'으로 알려진 도파민의 가장 중요한 역할은 단순히 쾌감을 주는 것이 아니라, 어디에 집중해야 할지 알려 주고 행동하도록 동기를 부여하는 것이다. 즉, 도파민은 "지금 집중해! 여기 뭔가 중요한 게 있어!"라는 신호를 보내는 신호등 역할을 한다. 예를 들어, 과거에는 새로운 과일나무나 동물의 흔적을 발견하면 도파민이 분비되어 그 대상에 집중하고 탐색하도록 유도했고, 이는 생존 확률을 높이는 중요한 메커니즘이었다.

이 원리는 현대에도 그대로 작동한다. 스마트폰으로 새로운 메시지 알림, SNS의 '좋아요' 알림, 최신 게시물 등을 확인할 때마다 우리 뇌는 마치 수렵·채집인이 새로운 사냥감을 발견했을 때처럼 도파민을 내보낸다. 뇌는 "이건 중요한 정보일 수 있으니 계속 확인해 봐!"라는 신호를 보내는 것이다.

도파민 분비는 불확실성이 동반될 때 극대화된다. 즉, 보상 시스템은 보상 그 자체보다 보상에 대한 기대감에 더 강하게 반응한다. 이는 심리학자 B.F. 스키너(B.F. Skinner)가 발견한 '변동 강화 계획(가변적 보상의 원리)'이 왜 그렇게 강력한 행동 강화 효과를 가지는지에 대한 신경과학적 근거가 된다. 사람들은 언제 보상이 주어질지 예측할 수 없을 때 특정 행동을 더 자주, 더 집요하게 반복하는 경향을 보인다.

SNS를 새로 고침 하거나 메일함을 열어 볼 때, 우리는 무엇이 나올지 알 수 없다. 중요한 연락이 와 있을 수도 있고, 재미있는 소식이 있을 수도 있으며, 별것이 없을 수도 있다. 바로 이러한 불확실성과 기대감이 도파민 시스템을 가장 강하게 자극한다. 그래서 보상을 확인하려는 충동을 참지 못하고 계속해서 스마트폰을 확인하게 된다.

우리는 인터넷 페이지를 탐색할 때도 현재 보고 있는 내용보다 다음에 나올 페이지에 더 큰 흥미를 느끼는 경향이 있다. 새로운 정보를 얻을 수 있다는 기대감에 뇌가 도파민으로 보상하기 때문이다. 그 결과, 우리는 깊이 있는 정보를 얻기보다는 피상적인 정보를 찾아 끊임없이 클릭하고 스크롤하는 행동을 반복하게 된다.

SNS에 중독되는 뇌

앞서 살펴보았듯이, 인간은 본질적으로 사회적 존재이며 타인의 인정과 소속감을 강하게 갈망한다. 소셜 미디어 플랫폼은 이러한 인간의 심리를 정교하게 파고들어 '좋아요' 기능을 설계했다.* 애덤 알터(Adam Alter)는 그의 저서 《멈추지 못하는 사람들》에서 '좋아요'를 최초의 디지털 마약이라고 표현하며, 이것이 사용자를 플랫폼에 묶어 두고 기업의 수익을 올리는 중요한 장치라고 지적한다.

미국의 한 조사에서는 청년층의 약 40%가 스스로 소셜 미디어 중독 상태라고 응답했으며, 전 세계적으로 약 2억 명(전체 사용자 중 4.7%)이 중독 위험군에 해당한다고 한다. 특히 아동·청소년을 대상으로 한 연구에서는 49%가 스마트폰 고위험 사용자군으로 분류되고, 10%는 소셜 미디어 중독 지표에 해당하는 것으로 나타나 문제의 심각성을 여실히 보여 준다.

---

* SNS의 '좋아요' 버튼은 2009년 2월 페이스북 엔지니어 앤드루 보즈워스(Andrew Bosworth)가 이끄는 팀이 처음 도입하였다. 이는 페이스북의 성공을 이끈 핵심 기능 중 하나로 자리 잡았으며, 이후 인스타그램의 '하트', 유튜브의 '좋아요' 등 다른 플랫폼에도 비슷한 기능이 도입되는 계기가 되었다.

SNS의 '좋아요', 긍정적인 댓글, 팔로우 알림은 뇌에 "너는 우리 커뮤니티에 소속되어 있어.", "너는 인정받고 있어."라는 강력하고 즉각적인 신호를 보낸다. 뇌는 이 디지털 신호를 실제 사회적 인정과 동일하게 받아들여 도파민을 분비해 쾌감을 유발한다. 그 결과 우리는 점점 더 자주, 더 많은 반응을 기대하게 되고, 플랫폼에 더욱 깊이 빠져들게 된다.

SNS 알림은 단순히 사회적 인정을 갈망하는 욕구뿐만 아니라, 사회적으로 배척당하는 것에 대한 원시적인 공포까지 자극한다. 끊임없이 울리는 알림을 확인하지 않으면 집단의 최신 소식에서 나만 뒤처지거나 중요한 관계의 신호를 놓칠 것 같은 불안감이 생긴다. 이러한 불안을 해소하기 위해 강박적으로 스마트폰을 확인하게 되고, 그 과정에서 얻는 작은 정보와 '좋아요'에 안도감과 쾌감을 느끼는 역설적인 상황에 놓이게 된다.

하지만 SNS를 통해 끊임없이 평가받고, 비교되며, 즉각적인 반응을 기대하는 환경은 우리를 정신적으로 매우 지치게 할 수 있다. 즉, 항상 온라인에 연결된 우리의 뇌는 과부하 상태에 놓일 수밖에 없다. 《도파민 네이션》의 저자 애나 렘키(Anna Lembke)의 말처럼, 우리는 더 많은 도파민을 좇지만 결국에는 오히려 덜 느끼고 더 무력해지는 셈이다.

손쉬운 보상이 만드는 중독

오늘날 우리는 인류 역사상 그 어느 때보다도 손쉽게 도파민 보상을 얻을 수 있는 환경에서 살고 있다. 과거에는 즐거움이나 쾌락을 얻기 위해 상당한 노력과 시간, 비용이 필요했지만, 지금은 거의 아무런 노력 없이도 즉각적인 도파민 보상을 경험할 수 있다.

애덤 알터는 이러한 현상을 두고, 도파민 분비를 위해 필요한 행동 비용이 극적으로 줄어들었다고 표현한다. 이는 사용자의 '마찰 없는 경험'을 최우선으로 여기는 디지털 기술의 특성과 깊은 관련이 있다. 디지털 기업들은 사용자가 원하는 것을 최대한 빠르고 편리하게 얻을 수 있도록 시스템을 설계했고, 그 과정에서 우리는 너무나 쉽게 도파민 보상에 길들었다.

그렇다면 현대인의 디지털 활동 가운데 도파민 분비를 가장 강하게 자극하는 것은 무엇일까? 정확한 수치로 순위를 매기기는 어렵지만, 예측 불가능한 보상(변동 보상 간격), 즉각적인 피드백, 낮은 행동 비용이라는 세 가지 핵심 요소를 고려하여 도파민을 가장 강력하게 자극할 가능성이 큰 활동들을 살펴보자.

먼저 게임은 레벨업, 아이템 획득, 적 처치, 퀘스트 완료 등 다양한 형태의 즉각적인 성취감을 제공한다. 특히 루트 박스(Loot box)나 아이템 뽑기와 같은 확률적 보상 시스템은 도박과 유사한 원리로 작동하며, 언제 대박이 터질지 모른다는 기대감으로 도파민을 폭발적으로 분비시킨다. 이는 가장 중독성이 강한 보상 구조로 알려져 있다.

틱톡이나 유튜브 쇼츠 같은 숏폼 영상은 손가락 하나 까딱하는 무한 스크롤만으로 다음 콘텐츠를 즉시 볼 수 있어 행동 비용이 극단적으로 낮다. 스크롤을 내릴 때마다 어떤 영상이 나올지 전혀 예측할 수 없고, 15초~1분이라는 짧은 시간 안에 강력하고 즉각적인 자극과 재미를 선사한다. 뇌는 최소한의 노력으로 빠르고 예측 불가능한 보상을 계속해서 얻을 수 있으니 쉽게 빠져들게 된다.

소셜 미디어는 사회적 인정과 관계에 대한 욕구를 자극해 도파민 반응을 강력하게 유도한다. 인스타그램이나 페이스북에 올린 게시물에 '좋아요'나 댓글이 언제, 얼마나 달릴지 예측할 수 없으니 사용자는 끊임없이 앱을 확인하게 된다. 알림이 울릴 때마다 사회적 인정을 기대하며 도파민이 분비되는 것이다. 다른 사람의 삶을 보며 대리 만족을 느끼거나 새로운 정보를 얻는 것 역시 보상으로 작용한다.

이처럼 우리는 도파민을 얻기 위해 더 큰 노력을 들일 필요가 없는 세상에서 살고 있다. 디지털 플랫폼은 인간의 본능적인 욕구를 충족시키는 과정에서 필요한 행동 비용을 극단적으로 낮춤으로써, 우리가 해당 활동에 지나치게 몰입하고 중독되기 쉬운 환경을 만들었다.

　알고리즘, 당신의 체중을 설계하다

그 많은 즐거움 속에서 왜 더 피곤할까?

과거에는 쾌감이나 성취감을 유발하는 도파민 분비가 생존과 직결된, 제한적이고 특정한 상황에서만 일어났다. 그러나 오늘날 우리는 손가락 하나만 움직여도 끝없는 쾌락을 손쉽게 얻을 수 있는 도파민 과잉의 시대에 살고 있다. 그런데 아이러니하게도, 이렇게 도파민이 넘쳐나는 환경 속에서 진정한 만족감과 행복을 느끼지 못하고 오히려 더 불행해졌다고 말하는 사람들이 늘고 있다. 대체 무엇이 이런 역설적인 상황을 만들어 냈을까?

사실 도파민은 보상을 받았을 때 느끼는 행복 그 자체라기보다 그 보상을 기대하게 만드는 신호에 가깝다. 우리는 무언가를 얻기 전까지는 기대와 설렘을 느끼지만, 막상 그것을 손에 넣고 나면 금세 시들해지는 경험을 자주 한다. 즉, 도파민 자극이 반복될수록 보상에 대한 쾌감은 줄어들고, 도파민 내성만 커진다. 뇌는 과도하고 빈번한 자극에 계속해서 노출되면, 스스로를 보호하기 위해 도파민 수용체의 수를 줄이거나 민감도를 떨어뜨리는데, 이것이 바로 도파민 내성이다. 이제 과거와 같은 수준의 만족감을 느끼려면 훨씬 더 강력한 자극이 필요해진 것이다.

도파민은 동기 부여와 목표 지향적 행동에도 결정적인 역할을 한다. 그러나 즉각적인 보상에 익숙해진 우리의 뇌는 '팝콘 브레인' 현상을 겪게 된다. 이는 끈기 있는 노력이 필요한 장기적인 일에는 좀처럼 의욕을 내지 못하는 상태를 의미한다. 삶을 더 편하게 만들어 주는 디지털 도구들이 오히려 스스로 목표를 세우고 노력하여 성취하는 능력을 앗아 가는 역설적인 상황이 벌어진 것이다. 결과적으로, 공부나 업무처럼 지루하지만 중요한 일에 집중하기가 어려워지고, 충동적으로 더 빠르고 쉬운 자극만을 좇게 되어 생산성이 떨어지는 악순환에 빠지게 된다.

한편, 디지털 기기 사용을 중단하면 일시적으로 뇌가 도파민 결핍 상태에 빠지기도 한다. 평소 스마트폰에서 강한 자극을 받던 뇌는 현실 세계의 평범한 자극에는 둔감해져 있으므로, 잠시라도 스마트폰 사용을 중단하면 무기력하고 우울한 기분이 들 수 있다. 이러한 일시적 기분 저하 때문에 다시 스마트폰을 집어 들 수밖에 없게 된다. 실제로 한 연구에서는 스마트폰을 과도하게 사용한 그룹이 적게 사용한 그룹보다 우울 증세와 불안감이 더 높게 나타났다는 결과도 보고되었다.

이처럼 디지털 플랫폼이 제공하는 인공적인 도파민 자극은 처음에는 달콤한 즐거움을 주지만, 반복될수록 뇌의 보상 회로를 무뎌지게 만들어 더 강렬한 자극만을 갈망하게 한다. 그리고 이 자극을 멈추면 오히려 의기소침해지는 악순환의 굴레를 만들어 낸다.

　　　　알고리즘, 당신의 체중을 설계하다

라스베이거스의 슬롯머신과 스마트폰의 공통점

세계적으로 유명한 카지노와 화려한 호텔들이 밀집한 도박과 환락의 도시, 라스베이거스. '이번엔 잭팟이 터질 거야'라는 기대감으로 사람들을 사로잡는 슬롯머신은 이곳에서 가장 인기 있는 게임 중 하나다. 그런데 이 슬롯머신과 매우 흡사한 장치가 우리 손안에 있으니, 바로 스마트폰이다. 겉으로 보기에는 전혀 달라 보이지만, 슬롯머신과 스마트폰은 사용자를 강력하게 끌어당기는 심리적 메커니즘을 공유하고 있다.

간헐적 보상 체계, 언제 터질지 모르는 잭팟의 유혹

슬롯머신과 스마트폰 앱은 모두 '간헐적 보상'을 통해 강한 중독성을 유발한다. 슬롯머신은 언제 당첨될지 모르는 상황이 레버를 당길 때마다 잭팟에 대한 기대감을 극대화하며 도파민이 치솟게 만든다. 이는 과거에 사냥꾼이 언제 성공할지 모르는 사냥을 계속 시도하도록 동기를 부여했던 진화적 원리와 비슷하다.

스마트폰도 슬롯머신과 똑같다. 소셜 미디어 앱의 알림, '좋아요', 새로운 댓글은 예측 불가능한 순간에 도착한다. 우리는 끊임없이 스마트폰 화면을 확인하며 새로운 소식이라는 보상을 기대한다. 쇼츠나 릴스를 계속 스크롤하는 행위도 마찬가지다. 이번엔 더 흥미로운 콘텐츠가 나올지도 모른다는 기대감이 도파민을 자극하여 스크롤을 멈추지 못하게 한다.

즉각적 피드백, 감각을 사로잡는 반응

두 장치는 모두 즉각적인 시각적·청각적 피드백을 제공하여 사용자의 반복 행동을 강화한다.

슬롯머신은 당첨 순간 번쩍이는 불빛과 화려한 애니메이션, 승리의 팡파르 같은 자극적인 효과로 사용자의 감각을 극도로 흥분시킨다.

스마트폰 역시 앱을 터치하면 진동, 소리, 화면 애니메이션 같은 피드백이 즉시 제공된다. 이는 슬롯머신이 레버를 당겼을 때 즉시 반응하는 것과 같은 원리로, 사용자의 행동에 대한 즉각적인 반응을 통해 반복 행동을 강화한다.

사용자 통제력 저하, 멈추기 어렵게 설계된 시스템

슬롯머신과 스마트폰 모두 사용자가 스스로 멈추기 어렵게 설계되어 있다.

슬롯머신은 간헐적 보상과 감각적 자극을 통해 '조금만 더'를 반복하게 만든다. '거의 당첨될 뻔했다'라는 심리적 착각과 함께 사용자의 이성적 판단을 흐려 자리를 뜨지 못하게 만든다.

알고리즘, 당신의 체중을 설계하다

스마트폰은 푸시 알림이 끊임없이 주의를 빼앗아 사용자가 하던 일을 멈추고 스마트폰 화면을 확인하게 만든다. 이미 형성된 보상 회로 때문에 멈추고 싶어도 강한 충동을 느끼며, 결국 원치 않는 행동을 지속하게 된다.

최면적 몰입 상태, 현실로부터의 분리

슬롯머신과 스마트폰 모두 사용자를 현실 감각에서 벗어나게 만드는 몰입 상태로 유도한다. 이 몰입은 단순한 집중을 넘어, 시간이 흐르는 줄 모르고 반복 행동에 빠져드는 상태를 말한다.

슬롯머신의 일정한 속도와 리듬으로 돌아가는 릴은 단조로운 패턴에 사용자를 동조시키며 최면적인 효과를 일으킨다. 창문도, 시계도 없는 카지노 환경은 시간의 흐름을 잊게 하고, 사용자가 현실에서 분리된 채 계속 게임에 몰두하게 만든다.

스마트폰의 끝없이 이어지는 피드는 종료 지점이 없어서 '한 번만 더'라는 심리를 자극한다. 짧고 자극적인 콘텐츠가 연속적으로 제공되어 지루함을 느낄 틈이 없다. 잦은 알림은 사용자의 의지와 상관없이 다시 앱으로 끌려 들어가게 만든다.

결국 슬롯머신이 사람들을 도박장에서 떠나지 못하게 하듯이, 스마트폰은 우리를 일상에서 점점 멀어지게 만든다. 둘의 유일한 차이점은 슬롯머신은 카지노 안에 있지만, 스마트폰은 언제 어디서나 우리 곁에 있다는 것이다. 우리 손안의 스마트폰은 어쩌면 작은 라스베이거스인지도 모른다.

훅 모델: 당신을 앱에 가두는 4단계 설계

인간의 생존 본능과 보상 심리, 특히 도파민 시스템은 우리가 앱에 매료되고 중독되는 과정을 이해하는 데 강력한 틀을 제공한다. 니르 이얄(Nir Eyal)이 제시한 '훅 모델(Hook Model)'은 이러한 심리적 원리를 앱 설계에 적용해 사용자의 참여를 유도하고 습관을 형성하는 4단계 과정을 설명한다. 훅 모델은 기대감과 보상 심리를 교묘하게 활용하여 사용자가 의식하지도 못하는 사이에 앱을 다시 찾게 만든다.

1단계: 계기 - 사용자를 움직이는 방아쇠

'계기(Trigger)'는 사용자가 특정 행동을 시작하도록 만드는 방아쇠 역할을 한다. 처음에는 외부 계기에서 시작해, 점차 내부 계기로 발전하도록 유도하는 것이 목표이다.

 알고리즘, 당신의 체중을 설계하다

- **외부 계기**(External Trigger): 앱이 사용자에게 직접 보내는 신호다. 예를 들어, "새로운 게시물이 있습니다!" 같은 푸시 알림은 사용자가 즉시 앱을 열어 새로운 정보를 확인하고 싶게 만든다.

- **내부 계기**(Internal Trigger): 사용자의 특정 감정이나 필요가 행동의 원인이 되는 경우이다. 심심하거나 외로울 때, 정보를 놓칠까 봐 불안할 때 무의식적으로 유튜브나 인스타그램을 켜는 것이 대표적인 예다. 이는 사회적 연결에 대한 욕구나 정보 탐색 본능이 앱 사용을 자동적인 해결책으로 인식하게 했기 때문이다.

2단계: 행동 - 보상을 기대하며 취하는 행위

'행동(Action)'은 계기에 반응해 사용자가 취하는 가장 단순한 행위이다. 이 단계에서는 사용자가 최소한의 노력으로 보상을 얻을 수 있게 만드는 것이 핵심이다. 사용자가 아무리 강한 동기를 가져도 행동이 복잡하고 어렵다면 쉽게 포기하게 되기 때문이다.

인스타그램과 틱톡의 무한 스크롤, 더블 탭 '좋아요', 스와이프 방식이 그 예다. 사용자는 그저 엄지손가락을 가볍게 놀리는 최소한의 노력만으로 새로운 콘텐츠라는 큰 즐거움을 맛볼 수 있다. '좋아요' 버튼을 누르거나, 화면을 스와이프하는 동작은 인지적 노력이 거의 필요하지 않다. 행동이 쉬울수록 사용자는 보상을 더 쉽게 기대하여 앱을 더 자주 열게 되고, 이는 곧 습관으로 굳어진다.

3단계: 가변적 보상 - 예측 불가능한 보상의 매력

'가변적 보상(Variable Reward)'은 훅 모델의 핵심으로, 도파민 분비를 가장 강력하게 촉진하는 단계이다. 사용자의 행동에 대해 보상을 일정하지 않게 제공하여 불확실성을 유발한다. 매번 똑같은 보상을 받는 것보다 다음에 무엇을 얻게 될지 모르는 상황에서 뇌는 훨씬 강하게 반응하며, 이는 사용자가 계속 앱에 몰입하게 만든다. 니르 이얄은 가변적 보상을 다음의 세 범주로 나눈다.

- **종족 보상**(Rewards of the Tribes): 다른 사람과의 유대감을 통해 강화되는 사회적 보상이다. 다른 사람들로부터의 인정, 중요한 존재라는 느낌, 소속감 등이 이에 해당한다. 소셜 미디어의 '좋아요', 댓글, 팔로워 수 증가가 대표적인 예시이다.

- **수렵 보상**(Rewards of the Hunt): 새로운 정보나 자원을 얻는 과정에서 오는 만족감이다. 마치 사냥감을 쫓듯, 트위터에서 재미있는 소식을 발견하거나 핀터레스트에서 매력적인 사진을 찾는 것 등이 이에 해당한다.

- **자아 보상**(Rewards of the Self): 자신의 탁월함을 느끼거나 완수했다는 느낌에서 비롯되는 내재적 보상이다. 게임에서 레벨업을 하거나, 메일함에서 안 읽은 메일을 모두 확인했을 때 느끼는 성취감이 그 예다.

 알고리즘, 당신의 체중을 설계하다

이러한 가변적 보상은 인간의 핵심 생존 본능(새로운 정보 탐색, 사회적 인정 및 연결, 즉각적인 만족 추구)을 자극해 앱 사용을 단순한 행위가 아니라 원초적인 만족을 추구하는 과정으로 변화시키며, 깊은 몰입과 지속적인 참여를 유도한다.

4단계: 투자 - 사용자 스스로 가치를 축적하는 과정

'투자(Investment)'는 사용자가 앱에 시간, 데이터, 노력 등을 투자하여 앱의 가치를 높이고 미래의 '계기'를 설정하는 단계이다. 사람들은 무언가에 많은 시간과 노력을 투자할수록 그것을 더 중요하게 여긴다. 이러한 투자는 앱을 떠나기 힘들게 만들고 습관을 공고히 한다. 구체적인 투자 유형은 다음과 같다.

- **데이터 공유**: 회원 가입 시 개인 정보를 제공하거나 앱 사용 행동 데이터를 쌓는 것이다. 앱 개발자는 이를 통해 사용자에게 최적화된 경험을 제공할 수 있다.
- **콘텐츠 생성/상호 작용**: 사진 업로드, 댓글 달기, '좋아요' 누르기, 소셜 미디어에서 사람들을 팔로우하기 등은 나중에 앱을 다시 열게 하는 사회적 자본 투자이다.
- **개인화 설정**: 친구나 유명 크리에이터를 팔로우하면 취향에 맞는 맞춤형 피드를 보게 되어 앱에 더 깊이 몰입하게 된다.

당신을 앱에 가두는 4단계 설계: 훅 모델

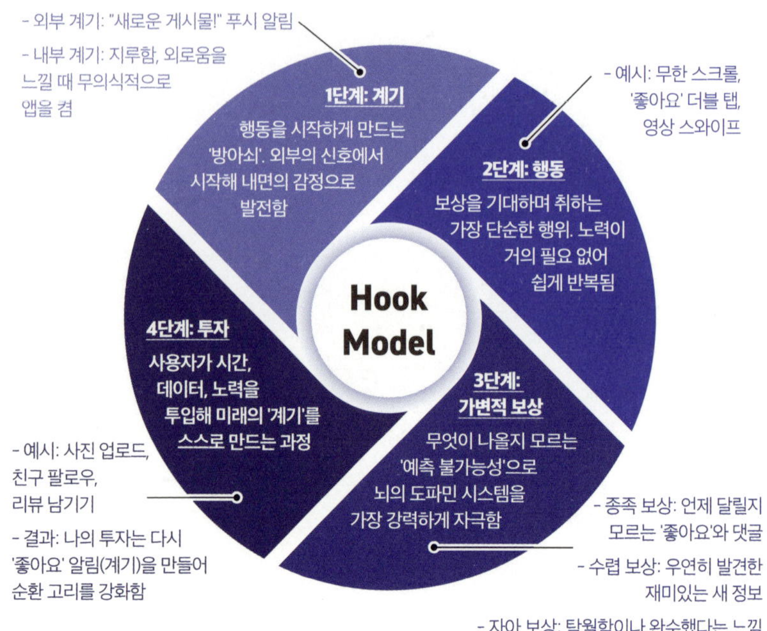

사용자는 자신이 투자한 것에 더 큰 애착을 느끼게 되고, 이는 앱의 가치를 높인다. 이 과정은 사회적 지위를 높이고 사회적으로 연결되려는 본능을 강화하며, 사용자가 앱을 떠나기 어렵게 만든다. 또한 이러한 투자 행위는 '좋아요'라는 외부 계기(1단계)를 스스로 만들어 내는 완벽한 순환의 고리를 완성한다.

이처럼 훅 모델은 '계기 → 행동 → 가변적 보상 → 투자'라는

4단계를 무한 반복하며 인간의 원초적 본능과 도파민 시스템을 교묘하게 자극한다. 결국 우리는 왜 앱을 자꾸 켜는지 이유도 모른 채, 어느새 그 앱을 사용하는 것이 강력한 습관으로 자리 잡게 되는 것이다.

✴ 자동 재생, 무한 스크롤, 푸시 알림의 심리학

자동 재생과 무한 스크롤, 푸시 알림은 디지털 환경에서 사용자를 끌어들이고 오래 머물게 하는 핵심 장치들이다. 이 기능들은 단순히 편리함을 제공하는 수준을 넘어, 인간의 심리를 교묘하게 파고들어 우리가 의도했던 것보다 훨씬 더 오랜 시간 스마트폰과 컴퓨터 화면 앞에 머무르게 만든다. 과연 그 이면에는 어떤 심리학적 원리가 작동하고 있을까?

자동 재생의 심리학

유튜브나 넷플릭스에서 누구나 경험해 봤을 자동 재생 기능은 사용자의 의식적인 결정 없이 다음 콘텐츠를 자동으로 이어서 재생하는 기능이다. 이는 '현상 유지 편향'과 '최소 노력의 원칙'이라는 두 가지 심리적 원리를 교묘하게 이용한 전략이다.

1) 현상 유지 편향

사람들은 특별한 이유가 없다면 현재의 상태나 행동을 바꾸기보다 유지하려는 경향이 있다. 다음 콘텐츠가 자동으로 재생되는 상황에서 시청을 중단하려면 '정지' 버튼을 누르는 추가적인 행동이 필요하다. 그래서 무의식적으로 시청을 이어 가게 된다.

이러한 심리는 국가별 장기 기증률 사례에서도 명확하게 드러난다. 사회·문화적으로 비슷한 오스트리아와 독일의 장기 기증률은 각각 99%와 12%로 큰 차이를 보인다. 이는 기본 설정의 차이 때문이다. 오스트리아에서는 사망자가 생전에 별도의 거부 의사를 밝히지 않으면 자동으로 장기 기증에 동의한 것으로 간주하지만(기본값: 동의), 독일에서는 장기 기증을 원하는 사람은 따로 신청해야 한다(기본값: 비동의). 이처럼 기본 설정(현상)을 유지하려는 성향이 사람들의 선택에 강력한 영향을 미친다.

2) 최소 노력의 원칙

사용자는 다음 영상을 보기 위해 직접 '재생' 버튼을 누르는 노력보다, 가만히 앉아 다음 영상이 재생되기를 기다리는 것을 훨씬 편하게 느낀다. 자동 재생 기능은 사용자가 일일이 콘텐츠를 선택하는 수고를 덜어 주어 선택에 대한 피로감을 없애 준다. 이런 편리함 때문에 사용자는 별다른 고민 없이 계속 콘텐츠를 시청하게 된다.

그 결과, 시청을 중단할 계기가 사라지고 서비스에 더 깊이 몰입하게 되어 의도치 않게 더 많은 시간을 소비하게 된다.

무한 스크롤의 심리학

무한 스크롤은 사용자가 페이지 하단으로 스크롤할 때마다 새로운 콘텐츠가 자동으로 로드되어, 마치 페이지가 끝없이 이어지는 것처럼 보이는 사용자 인터페이스 기법이다. 사용자는 페이지를 이동할 필요 없이 계속해서 새로운 콘텐츠를 볼 수 있다. 이 기능은 페이스북, 인스타그램, 틱톡 등 대부분의 소셜 미디어에서 흔히 사용되며, 단순한 편의성을 넘어 슬롯머신과 유사한 심리적 효과를 일으킨다.

1) 예측 불가능한 보상

무한 스크롤은 '가변적 보상'의 원리를 사용자 인터페이스에 극대화한 대표적인 사례이다. 사용자는 스크롤을 내릴 때마다 다음에 어떤 흥미로운 콘텐츠가 나올지 예측할 수 없기에, 보상에 대한 기대감으로 스크롤을 멈추기 어렵게 된다.

2) 완료감의 상실

무한 스크롤은 클릭이나 페이지 이동 없이 계속해서 콘텐츠를 볼 수 있어 편리하다. 그러나 물리적인 페이지의 '끝'이 없기에 사용자는 '완료감'을 느끼기가 어렵다. 원래라면 페이지의 끝에 도달하는 것이 자연스러운 멈춤 신호가 되지만, 무한 스크롤에서는 그 신호가 사라져 언제 멈춰야 할지 판단하기가 어려워진다. 이에 따라 서비스에서 벗어날 계기가 사라지고, 사용자는 의도치 않게 더 오랜 시간 콘텐츠를 탐색하게 된다.

푸시 알림의 심리학

푸시 알림은 사용자가 앱을 사용하고 있지 않을 때도 실시간으로 메시지나 정보를 전달하는 기능이다. 이는 우리의 주의를 즉각적으로 사로잡으며, '사회적 인정 욕구'와 '새로움에 대한 갈망'을 자극하는 강력한 도구로 작동한다.

1) 사회적 인정 욕구 자극

"누가 내 게시물에 '좋아요'를 눌렀습니다." 같은 알림은 타인과의 연결감을 강화하고 인정받고 있다는 느낌이 들게 한다. 이러한 사회적 보상은 인간의 기본적인 욕구를 충족시키며, 알림을 확인하고 싶은 강한 충동을 유발한다. 우리는 이러한 알림을 통해 자신의 가치를 재확인하고 소속감을 느끼게 된다.

2) 놓치는 것에 대한 두려움

놓치는 것에 대한 두려움, 즉 '포모' 심리 역시 푸시 알림의 효과를 극대화한다. 중요한 정보나 재미있는 소식을 나만 놓칠지도 모른다는 불안감은 알림이 올 때마다 하던 일을 멈추고 즉시 확인하게 만든다. 알림음이나 진동은 우리가 특정 자극에 반응하도록 조건화하는 역할을 하며, 마치 파블로프의 개 실험처럼 자동적으로 앱을 열게 만든다.

의지로 이기기 힘든 디지털 다크 패턴

예상치 못한 배송비와 수수료가 결제 단계에서 슬며시 추가된다. 유료 구독을 해지하려는데 취소 버튼은 잘 보이지 않고, 팝업창은 "이대로 혜택을 포기하시겠습니까?"라고 끈질기게 되묻는다. 그러다 보면 우리는 그냥 결제 버튼을 눌러 버리거나, 복잡한 절차에 지쳐 해지를 포기하고 만다.

과연 이런 결정은 오롯이 나의 의지일까? 사실 개인의 의지력은 거대한 시스템 앞에서 종종 무력해진다. 그 배후에는 바로 사용자가 인지하지 못하도록 심리를 교묘하게 조작하는 '다크 패턴(Dark Pattern)'이라는 덫이 숨어 있다. 알고리즘은 이제 사용자를 오래 머무르게 하는 수준을 넘어, 비합리적인 선택을 하도록 등을 떠미는 설계자가 되고 있다.

다크 패턴이란 사용자의 선택을 왜곡하거나 중요한 정보를 숨겨, 결국 사용자가 플랫폼이 의도한 방향으로 행동하게끔 유도하는 사용자 인터페이스(User Interface, UI) 또는 사용자 경험(User Experience, UX)을 말한다. 기만적 패턴(Deceptive Patterns)이라고도 불리는 이러한 설계는 사용자에게 불리한 결정을 유도하면서도, 겉으로 보기에는 아무 문제가 없는 듯 보인다.

'나'를 너무나 잘 아는 알고리즘

사용자의 온라인 행동은 생각보다 훨씬 더 깊은 수준에서 알고리즘에 의해 분석된다. 우리가 검색창에 입력한 키워드, 클릭한 상품, 심지어 스크롤하다가 잠시 멈춘 지점까지, 모든 디지털 행동 데이터가 끊임없이 수집된다. 이 데이터는 우리의 소비 습관과 심리적 취약성, 충동적인 순간까지 정확하게 예측하는 개인 맞춤형 프로필을 만드는 데 활용된다.

다크 패턴은 바로 이 프로필을 기반으로 작동한다. 예를 들어, 충동구매 성향이 높은 사람에게는 "한정 수량"이나 "마감 임박" 같은 긴급성을 강조하는 메시지를 더 자주 노출한다. 타인의 영향을 쉽게 받는 사람에게는 "인기 상품"이라는 사회적 증거를 앞세워 구매

　알고리즘, 당신의 체중을 설계하다

를 부추긴다.

한국 공정거래위원회의 조사에 따르면, 국내 모바일 쇼핑 앱의 약 97%에서 하나 이상의 다크 패턴이 발견될 정도로 그 사용이 만연해 있다. 해외 조사에서도 구독형 사이트와 앱의 76~97%가 다크 패턴을 포함하고 있는 것으로 나타났다.

이처럼 알고리즘은 사용자의 심리 프로필을 기반으로 공격해 온다. 이는 사용자가 인지하지 못하는 사이에 의사 결정을 왜곡하며, 결국 원치 않는 선택을 하도록 유도한다. 그렇다면 이들이 주로 사용하는 심리적 무기에는 구체적으로 어떤 것이 있을까?

치밀하게 계산된 행동 유도 설계

겉으로는 사용자 친화적으로 보이지만, 사실 다크 패턴은 우리의 특정 행동을 유도하거나 방해하기 위해 심리적 조작을 정교하게 설계한 문구와 사용자 인터페이스를 활용한다. 이러한 다크 패턴은 인간의 심리적 취약성을 교묘하게 파고든다.

1) 현상 유지 편향

사람들은 변화보다 현재 상태를 유지하는 것을 선호하는 경향이 있다. 플랫폼은 이를 이용해 "지금 구독하면 첫 달 무료!" 같은 문구로 손쉬운 가입을 유도한다. 그러나 무료 기간이 끝나고 막상 해지하려고 하면 복잡한 절차와 여러 단계를 거치도록 하여, 사용자가 귀찮아서라도 구독을 유지하게 만든다.

2) 사회적 증거

다른 사람들의 행동을 근거로 사용자의 구매 결정을 압박하는 방식이다. 쇼핑몰에서 흔히 볼 수 있는 "최근 3시간 동안 100명이 이 상품을 장바구니에 담았습니다." 또는 "현재 58명이 이 상품을 보고 있어요."와 같은 문구는 해당 제품이 실제보다 더 인기 있다는 인식을 갖게 만든다. 이는 '다수가 선택했으니 괜찮은 제품일 거야'라는 군중 심리를 자극하여, 사용자가 충분한 고민 없이 구매하도록 유도한다.

3) 긴급성

시간을 제한하거나 재고가 얼마 남지 않았다는 과장·허위 정보로 사용자를 조급하게 만드는 유형이다. "마감까지 단 5분 남았습니다!"라며 줄어드는 타이머를 보여 주거나, "매진 임박! 단 2개 남음" 같은 문구를 띄우는 것이 이에 해당한다. 이는 지금 사지 않으면 손해를 본다는 불안감(포모)을 자극하여, 사용자가 충분히 고려할 시간을 빼앗고 충동적인 소비를 하게 만든다.

     알고리즘, 당신의 체중을 설계하다

다크 패턴은 개인의 의지력만으로는 쉽게 극복하기 어렵다. 이는 세계 최고의 전문가들이 만들어 낸 거대한 알고리즘 시스템에 개인이 홀로 맞서 싸우는 것과 같다. 즉, 이 싸움은 처음부터 공정하지 않은, 기울어진 운동장에서 치르는 게임인 셈이다. 문제의 본질은 개인의 나약함이 아니라, 이러한 시스템을 구축한 알고리즘 기반의 경제 생태계 자체에 있다.

그렇다면 우리는 다크 패턴에 어떻게 대응해야 할까? 가장 먼저 필요한 것은 다크 패턴의 구조를 이해하고, 우리의 선택이 얼마나 쉽게 조작될 수 있는지 자각하는 것이다. 더 나아가, 사용자 스스로 비판적 사고를 할 수 있도록 돕는 디지털 리터러시(Digital Literacy) 교육이 필요하다. 동시에 기업의 무분별한 이윤 추구에 제동을 걸 사회적·제도적 논의가 시급하게 이루어져야 한다.

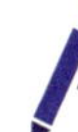

핵심 질문

디지털 플랫폼의 알고리즘은 우리의 어떤 진화적 본능을 자극하여 중독을 유발하나?

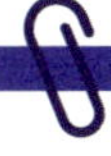 먼 미래의 큰 보상보다 즉각적인 만족을 추구하고, 최소한의 노력으로 최대한의 즐거움을 얻으려 하며, 사회적으로 연결되고 인정받고 싶어 하는 원시

적 본능을 정교하게 자극한다.

스마트폰 스크롤을 멈추지 못하게 만드는 '가변적 보상'의 원리는 슬롯머신과 어떻게 유사한가?

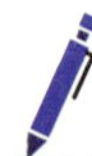 다음에 어떤 보상(재미있는 영상, '좋아요' 알림 등)이 나올지 예측할 수 없는 불확실성이 뇌의 도파민 시스템을 강력하게 자극하며, 이는 언제 잭팟이 터질지 모른다는 기대감에 계속해서 레버를 당기게 되는 슬롯머신의 원리와 정확히 일치한다.

사용자를 의도적으로 속이거나 원치 않는 행동을 유발하는 다크 패턴은 구체적으로 무엇인가?

"오늘만 이 가격!"처럼 긴급성을 강조하여 충동구매를 유도하거나, 구독 해지 버튼을 찾기 어렵게 숨겨 두는 등, 사용자의 심리적 취약점을 이용해 기업에 유리한 방향으로 선택을 유도하는 모든 기만적 설계를 의미한다.

생각할 거리

- ✦ "하나만 더 봐야지." 하다가 쇼츠나 릴스를 몇 시간 동안 본 경험이 있다면, 그 경험은 '즐거움'에 가까웠나, 아니면 '무력감'에 가까웠나?
- ✦ 앱을 탈퇴하거나 구독을 해지하는 과정이 너무 복잡하고 번거로워서 포기한 경험이 있나?
- ✦ 당신을 가장 오래 붙잡아 두는 앱이 있다면, 그 앱은 '훅 모델(계기 → 행동 → 가변적 보상 → 투자)'의 4단계 중 어떤 부분으로 당신을 유혹하고 있다고 생각하나?

알고리즘, 당신의 체중을 설계하다

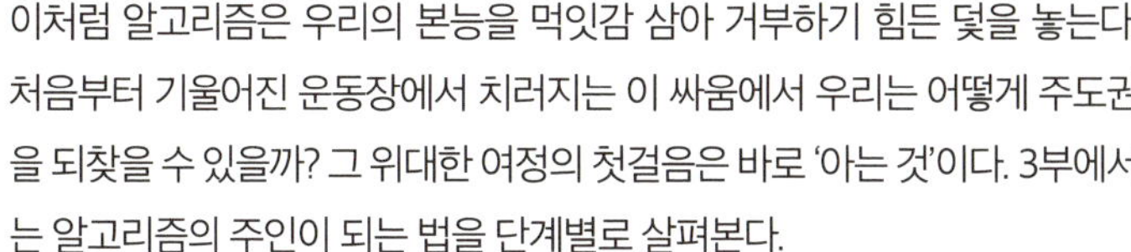

다음 이야기

이처럼 알고리즘은 우리의 본능을 먹잇감 삼아 거부하기 힘든 덫을 놓는다. 처음부터 기울어진 운동장에서 치러지는 이 싸움에서 우리는 어떻게 주도권을 되찾을 수 있을까? 그 위대한 여정의 첫걸음은 바로 '아는 것'이다. 3부에서는 알고리즘의 주인이 되는 법을 단계별로 살펴본다.

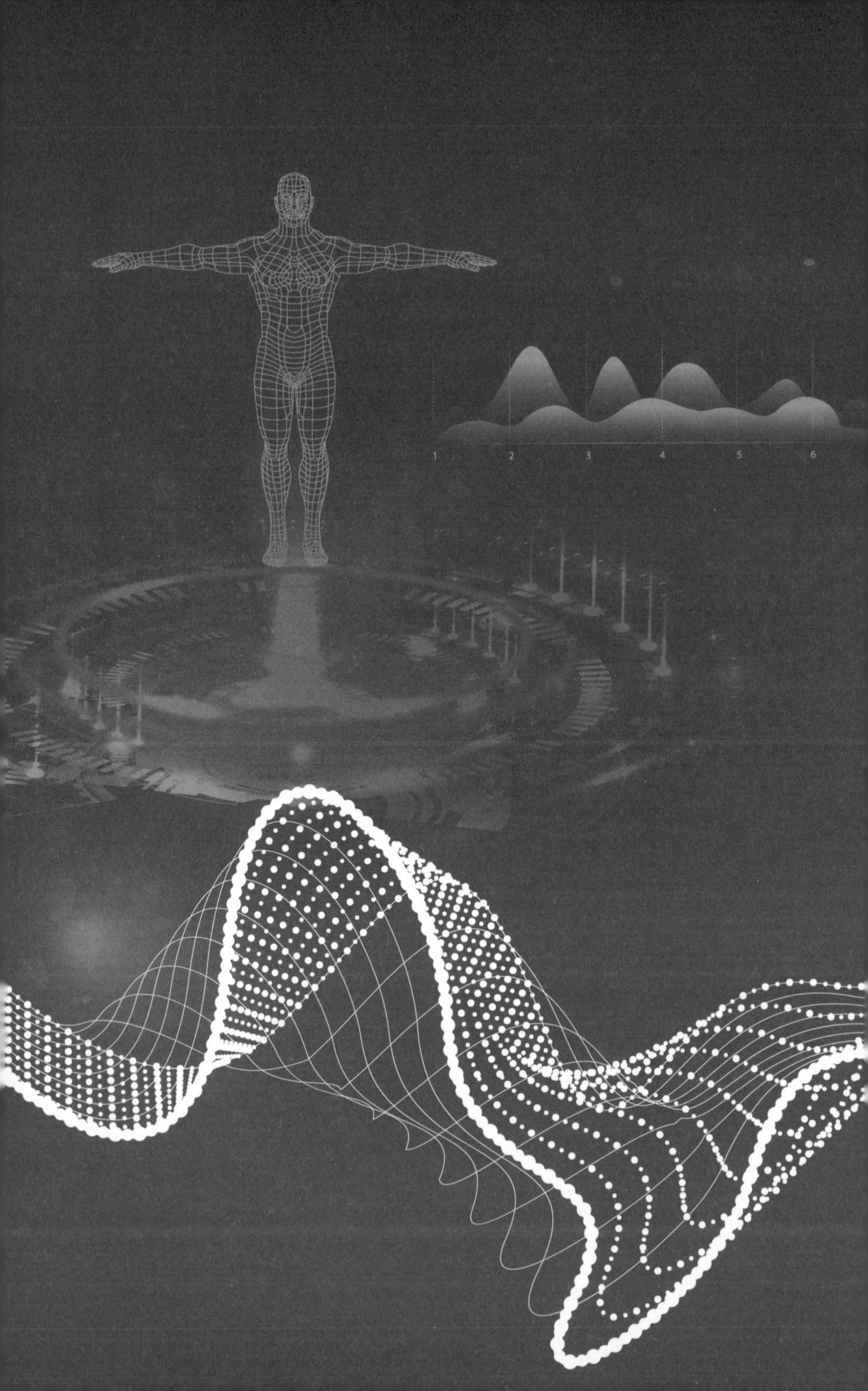

3부

알고리즘의
주인이 되는 법

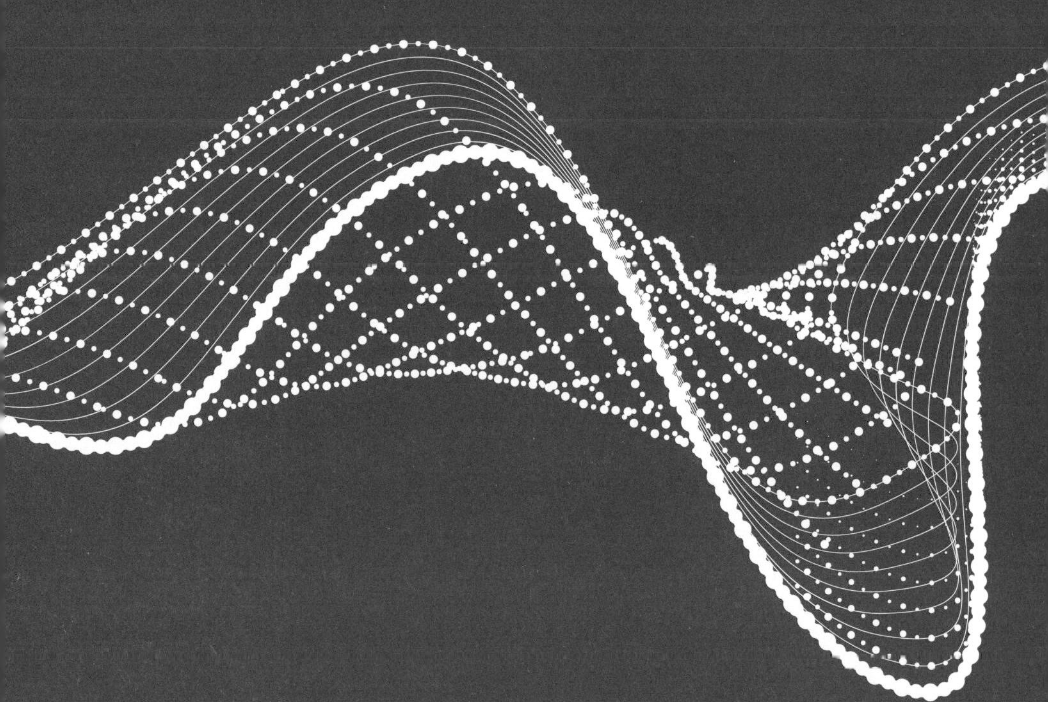

1단계: 인식하기
- 디지털 리터러시를 깨우다

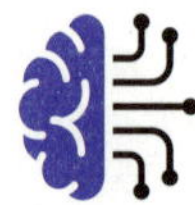

🔷 스마트한 정보 소비라는 착각

마케팅팀의 김 대리는 오늘도 스마트폰 알람 소리와 함께 하루를 시작한다. 잠이 덜 깬 상태로 알람을 끄자마자 인스타그램을 연다. 밤 사이 올라온 친구들의 새 게시물, 연예인의 최신 루머, 알고리즘이 추천하는 숏폼 영상들을 넘겨본다. 그는 이를 시간 낭비가 아니라 최신 트렌드를 파악하는 일이라 여기며, '좋아요' 누르기도 잊지 않는다.

출근길 만원 지하철. 김 대리는 유튜브를 켜서 '3분 만에 끝내는 글로벌 경제', '미래를 바꿀 5대 기술' 같은 영상을 본다. 남들에게 뒤처지지 않으려는 최소한의 노력이라 여기며 스마트하게 정보를 습득하고 있다고 믿는다. 뉴스 앱에서는 경제, 정치, 사회 전반의 헤드라인

알고리즘, 당신의 체중을 설계하다

을 빠르게 훑어보지만, 끝까지 읽는 기사는 없다. 제목만 봐도 대충 아니까. 그사이 카카오톡 알림은 쉴 새 없이 울린다. 사내 공지, 오늘의 팀 업무 전달, 친구가 보낸 유튜브 링크, 택배 도착 알림까지. 멀티태스킹의 달인이라고 자부하는 김 대리의 손은 잠시도 쉴 틈이 없다.

사무실에서도 김 대리의 정보 서핑은 계속된다. 업무용 메신저로 소통하면서도 개인용 메신저와 각종 뉴스 앱, 커뮤니티를 넘나들며 정보를 섭렵한다. 업무 중 궁금한 것이 생기면 바로 검색창을 띄워 해결한다. 점심시간에는 맛집 앱으로 메뉴를 정하고, 식사 중에도 스마트폰을 놓지 않은 채 음식 사진을 찍어 인스타그램에 올린다. 친구들의 '좋아요'와 댓글이 쌓이는 것을 보며 작은 뿌듯함을 느낀다.

오후 회의 시간. 팀장이 "이 아이템, 요즘 트렌드에 맞는지 검토했어?"라고 묻는다. 김 대리는 순간 말문이 막힌다. 분명 어제 관련 기사를 본 것 같은데, 어디서 봤는지 기억이 나지 않는다. 내용을 자신 있게 이야기할 정도로 머릿속에 정리되어 있지도 않다. 결국 그는 "다시 확인하고 말씀드리겠습니다."라는 말로 상황을 모면한다.

야근 후 집으로 돌아온 김 대리는 소파에 몸을 뉜 채 넷플릭스를 켠다. 화면을 가득 채운 '당신만을 위한 콘텐츠'들을 아무 생각 없이 훑어보다가 결국 유튜브 쇼츠로 넘어간다. 짧고 자극적인 영상들에 빠져들다 보니 어느새 1시간이 훌쩍 지나 있다.

잠들기 전, 문득 이런 생각이 스친다. '나는 수많은 정보를 스마트하게 소비하고 있다고 생각했는데, 왜 머릿속에 남는 게 없는 걸까? 혹시 내가 정보를 소비하는 게 아니라, 정보에 의해 소비되고 있는 건 아닐까?'

이제는 우리의 분신이 되어 버린 스마트폰. 현대인에게 스마트폰 없는 일상은 상상하기조차 힘들 정도가 되었다. 우리는 매일같이 쏟아지는 수많은 정보를 보고, 듣고, 소비한다. 그런데 과연 이 정보들은 우연히 우리 앞에 나타난 것일까?

사실 우리가 소비하는 정보 대부분은 알고리즘이 사용자의 취향과 관심사를 세밀하게 분석해서 골라 준 결과물이다. 따라서 단순히 스마트폰을 잘 사용하는 것만으로는 부족하다. 왜 이런 정보가 내 앞에 나타났는지, 그 속에 어떤 의도가 숨어 있는지를 꿰뚫어 보는 힘, 바로 디지털 리터러시가 필요한 이유이다.

알고리즘의 의도 파악하기: "왜 이걸 보여 주는 걸까?"

유튜브, 인스타그램, 넷플릭스는 우리에게 매우 친숙하며, 하루의 많은 시간을 함께하는 플랫폼이다. 이들의 공통점은 무엇일까? 앞서 다룬 바와 같이, 정교한 알고리즘을 기반으로 한 개인 맞춤형

　　　　알고리즘, 당신의 체중을 설계하다

콘텐츠를 추천한다는 것이다. 알고리즘은 사용자의 모든 온라인 활동을 종합적으로 분석하여 사용자가 가장 좋아할 만한 콘텐츠를 끊임없이 제공한다. 이것은 단순한 기술이 아니라 플랫폼이 의도적으로 설계한 치밀한 전략이다. 즉, 우리가 스스로 콘텐츠를 선택한다고 생각하는 것은 착각일 수 있다.

트리스탄 해리스의 주의력 경제

우리는 알고리즘 덕분에 별다른 노력 없이도 마음에 드는 콘텐츠를 손쉽게 소비할 수 있다. 하지만 디지털 플랫폼의 알고리즘이 추구하는 최우선 목표는 사용자가 좋은 시간을 보내도록 돕는 것이 아니라, 플랫폼의 이익 극대화이다.

실리콘밸리의 양심이라 불리는 트리스탄 해리스(Tristan Harris)는 이러한 비즈니스 모델을 '주의력 경제(Attention Economy)'라고 규정했다. 그는 기업들이 사용자의 심리적 취약점을 이용해 더 많은 광고 수익을 올리고 있다고 지적하며, 우리의 주의력이 조작당하고 있다고 주장한다. 즉, 기업들이 사용자의 시간과 관심을 돈으로 바꾸고 있다는 비판이다.

구글의 '디자인 윤리학자' 출신인 해리스는 스탠퍼드대학교에서 컴퓨터 과학과 '설득 기술'을 함께 연구하며, 기술이 단순한 도구가 아니라 인간의 행동을 설계하고 유도하는 수단이 될 수 있음을 일찍이 깨달았다. 특히 그가 B.J. 포그(B.J. Fogg) 교수에게 배운 설득 기술 과정은 페이스북과 인스타그램 초기 설계자들이 수강하며 그 원리를 참고한 것으로도 유명하다.

해리스는 구글에서 일할 당시, 앱 디자인이 사용자의 행동을 교묘하게 유도하고 있다는 사실에 깊은 문제의식을 느꼈다. 그는 사람들이 의지와 상관없이 스마트폰을 계속 확인하게 만드는 알림, 무한 스크롤, 자동 재생 같은 기능들이 심리적 조작과 다름없다고 생각했다. 이에 그는 "디지털 기술이 인간의 자유의지를 해치고 있다."라는 내용의 프레젠테이션을 구글 내부에 공유했고, 이는 큰 반향을 일으켰다.

이후 구글을 떠난 해리스는 뜻을 같이하는 동료들과 함께 비영리 단체인 '인도적 기술 센터(Center for Humane Technology)'를 공동 설립하고, 기술 윤리 운동을 이끌고 있다. 해리스는 넷플릭스 다큐멘터리 〈소셜 딜레마〉(2020)에 출연해 전 세계적으로 주목을 받았다. 그는 이 다큐멘터리에서 페이스북의 '좋아요' 버튼 개발에 참여했던 엔지니어 저스틴 로젠스타인(Justin Rosenstein) 등과 함께 기술이 어떻게 우리의 삶을 파고드는지 생생하게 보여 주었다.

해리스는 기술이 점점 더 인간보다 똑똑해지고 있으며, 우리를 조종하도록 설계되고 있다고 경고한다. 특히 자기 조절력이 약한 청소년이 가장 큰 피해자가 될 수 있다고 지적한다. 우리는 정보를

　　　　　　　　　알고리즘, 당신의 체중을 설계하다

스스로 선택한다고 생각하지만, 사실은 알고리즘이 선택하게 만든 것이며, 그 과정에서 우리가 의도하지 않은 일이 벌어질 수 있다는 점을 강조한다.

정보의 홍수 속에서 살아남기

인터넷에 넘쳐나는 정보 속에서 믿을 만한 정보를 가려내기는 쉽지 않다. 터무니없는 거짓 정보가 SNS를 타고 순식간에 퍼지는 일도 흔하다. 실제로 코로나19 팬데믹 초기에 마늘이 코로나를 막아 준다는 허위 정보가 확산되자, 세계보건기구가 공식적으로 반박에 나선 사례가 있으며, 청소년들이 인스타그램 광고를 믿고 정체불명의 다이어트 알약을 먹었다가 건강을 해치는 일도 있었다.

MIT 미디어랩 연구진이 2018년 과학 학술지 《사이언스(Science)》에 발표한 연구에 따르면, 인터넷상의 가짜 뉴스는 진짜 뉴스보다 무려 6배나 빠르게 퍼진다고 한다. 그 이유는 단순하다. 사실 여부보다는 우리를 깜짝 놀라게 하거나, 화나게 하거나, 무섭게 만드는 콘텐츠일수록 클릭과 공유가 훨씬 더 많이 일어나기 때문이다. 사람들은 복잡한 진실보다 단순하고 감정을 자극하는 거짓을 더 쉽게 믿고 전파하는 경향이 있다.

문제는 알고리즘이 이러한 잘못된 정보의 확산을 더욱 부추길 수 있다는 점이다. 알고리즘은 사용자의 참여를 극대화하는 것을 목표로 하므로 공유, '좋아요', 댓글이 많은 자극적인 콘텐츠를 더 자주, 더 많은 사람에게 추천한다. 이에 따라 선동적이고 자극적인 거짓 정보일수록 더 빠르게 확산하는 구조가 만들어진다.

실제로 알고리즘은 건강 정보에서도 편향을 만들 수 있다. 예를 들어, 사용자가 '초절식 다이어트'를 검색하면, 알고리즘은 극단적인 다이어트 효과를 강조하는 콘텐츠를 계속해서 추천하며 사용자를 한정된 정보 공간에 가둔다. 이 공간에는 과학적으로 검증된 정보보다 "단기간에 10kg 감량" 같은 자극적인 콘텐츠가 넘쳐난다. 결국 사용자는 자신의 믿음을 강화하는 한정된 정보만 계속 접하면서 비과학적이고 위험한 다이어트 방법을 시도하게 되고, 이는 영양 불균형이나 섭식 장애 등 심각한 건강 문제로 이어질 수 있다.

유발 하라리(Yuval Harari)가 지적했듯, 21세기에는 데이터를 가진 소수에게 권력이 집중될 수 있다. 그렇다고 해서 모든 문제를 단순히 알고리즘 탓으로 돌리는 것은 위험하다. 실제로는 플랫폼의 설계 방식, 미비한 사회적 규제, 이용자 자신의 미디어 사용 습관이 복합적으로 작용하기 때문이다. 중요한 것은 알고리즘을 무조건적인 위협으로만 보는 것이 아니라, 그것이 때로는 갈등을 증폭시키는 촉매 역할을 할 수 있다는 점을 이해하는 것이다. 따라서 우리는 개인적으로는 자신의 사용 습관을 점검하고, 사회적으로는 투명한 제도와 안전망을 함께 만들어 가야 한다. 그리고 그 출발점은 아주

　알고리즘, 당신의 체중을 설계하다

단순하다. "왜 이 정보가 지금 내게 보이는 걸까?"라는 질문을 스스로 던져 보는 것이다. 이 작은 습관이 알고리즘에 휘둘리지 않고 주도권을 되찾는 첫걸음이 될 수 있다.

✧ 다크 넛지 간파하기

리처드 탈러(Richard Thaler)와 캐스 선스타인(Cass Sunstein)의 저서 《넛지: 똑똑한 선택을 이끄는 힘》은 사람들이 더 나은 선택을 하도록 유도하는 '넛지(Nudge)' 개념을 소개한다. '팔꿈치로 슬쩍 찌른다'라는 뜻처럼, 넛지는 강제하거나 금지하지 않으면서도 올바른 방향으로 행동하도록 이끄는 '선택 설계(Choice Architecture)'의 한 방식이다.

넛지는 인간이 항상 합리적으로 행동하지는 않는다는 행동 경제학적 관점에서 출발한다. 인간은 종종 비합리적인 결정을 내리므로, 주변 환경을 아주 조금만 조정해도 행동이 긍정적으로 바뀔 수 있다고 보는 것이다. 예를 들어, 뷔페에서 채소나 샐러드처럼 건강한 음식을 눈에 잘 띄는 곳에 배치하고, 건강에 해로운 음식은 뒤쪽에 두는 것이 넛지의 대표적 사례이다.

'다크 넛지'란 무엇인가?

넛지가 사용자에게 이익이 되는 방향으로 부드럽게 유도하는 '착한' 개입이라면, 다크 넛지(Dark Nudge)는 기업의 이익을 위해 사용자의 비합리적인 선택을 교묘하게 유도하는 '교활한' 전략이다. "지금 구매하지 않으면 손해"와 같은 문구로 소비자의 심리를 자극해 의도치 않은 결정을 내리게 하는 것이 대표적인 예다.

다크 넛지와 다크 패턴은 종종 유사한 의미로 혼용되지만, 엄밀히 말해서 같은 개념은 아니다. 다크 넛지는 "사용자가 구독을 해지하지 않도록 유도하자."와 같이 사용자의 심리와 감정을 자극해 특정 선택을 하도록 유도하는 전략이고, 다크 패턴은 다크 넛지 전략을 실행하기 위해 사용되는 수단을 말한다. 예를 들어, 해지 버튼을 찾기 어려운 곳에 숨겨 놓는 사용자 인터페이스 설계가 다크 패턴에 해당한다.

알고리즘은 사용자의 취향, 감정 상태, 행동 패턴 등을 정밀하게 분석하여 교묘한 다크 넛지를 설계하는 데 사용된다. 알고리즘이 설계하는 다크 넛지의 대표적인 사례는 다음과 같다.

1) 구독 및 결제 유도

무료 체험을 홍보하면서 "오늘 신청하면 3개월 무료" 같은 문구로 한정 혜택을 강조해 사용자의 조급함을 자극한다. 또한, 해지보

 알고리즘, 당신의 체중을 설계하다

다는 멤버십 연장이 훨씬 더 가치 있어 보이도록 "해지하면 모든 혜택이 사라집니다." 같은 비교 문구를 띄워, 사용자가 해지 대신 유지를 선택하게 만든다. 사용자는 합리적 판단 대신 혜택을 잃을 지도 모른다는 두려움으로 행동을 결정하게 된다.

2) 충동구매 유도

"마감 임박", "재고 소진 임박"처럼 희소성을 과장하는 메시지로 소비자가 서둘러 결제하도록 만든다. "이 상품을 함께 구매한 사람이 많습니다." 같은 문구로 사회적 증거를 강조해, 군중 심리에 따라 지갑을 열도록 유도한다. 소비자는 실제 필요보다 남들처럼 빨리 사야 한다는 압박감으로 불필요한 소비를 하게 된다.

3) 건강 및 식습관 왜곡

배달 앱에서는 "오늘은 치킨으로 스트레스 해소!" 같은 정서적 프레이밍 문구를 넣어 고열량 음식을 긍정적으로 인식하게 한다. 피트니스 앱은 "오늘 하루 목표의 80%를 달성했어요. 조금만 더 하세요!" 같은 격려 메시지를 보낸다. 이는 겉보기에 동기 부여처럼 보이지만, 실제 달성률보다 약간 높게 조정되어 있다. 이를 보고 성취감을 느낀 사용자는 조금만 더 하면 된다는 생각에 앱에 더 오래 머물게 된다. 결과적으로, 건강 관리를 위한 운동 자체보다는 즉각적인 만족감과 앱 사용 경험에 끌리게 되고, 장기적으로 올바른 운동 습관 형성에는 방해가 될 수 있다.

기업이 다크 넛지를 선호하는 이유

플랫폼 알고리즘 설계자들은 왜 소비자에게 이로운 좋은 넛지 대신 다크 넛지를 선호하는 걸까? 그 근본적인 이유는 좋은 넛지가 사용자의 장기적인 이익을 보장하는 반면, 다크 넛지는 기업의 단기적 수익을 극대화하는 데 더 효과적이기 때문이다.

1) 기업의 수익 극대화

알고리즘은 대부분 광고 기반의 민간 플랫폼에서 설계된다. 이들 기업의 가장 큰 목표는 사용자의 클릭을 최대한 유도하여 플랫폼에 머무는 시간을 늘려, 실제 구매로 이어지게 하는 것이다. 이 목표를 달성해야 하는 설계자에게는 좋은 넛지보다 다크 넛지를 쓰는 것이 훨씬 효율적이다. 실제로 건강식 영상보다는 자극적인 음식 영상이 더 많은 클릭 수를 기록하고, 평범한 뉴스보다 분노와 불안을 유발하는 콘텐츠가 사람들을 화면에 더 오래 붙들어 둔다.

2) 숫자 중심의 성과 지표

기업 내 알고리즘 설계자들은 종종 "클릭률 5% 높이기", "두 달

  알고리즘, 당신의 체중을 설계하다

안에 구매 전환율 개선하기", "사용자 이탈률 낮추기"와 같은 숫자 중심의 목표를 부여받는다. 이러한 성과 지표를 달성하려면 사용자 중심의 윤리적 고민보다, 어떻게든 사용자를 더 오래 머물게 할 수 있는 다크 넛지에 집중하게 된다. 빠르고 명확한 효과를 내는 다크 넛지가 이 같은 숫자 목표를 달성하기에 더 유리하기 때문이다.

3) 규제의 부재와 사용자의 무지

디지털 플랫폼의 알고리즘은 마치 블랙박스처럼 외부에서 그 작동 방식을 파악하기가 어렵다. 그래서 사용자는 다크 넛지의 존재를 제대로 인식하지 못한 채 무심코 유도당하는 경우가 많다. 게다가 다크 넛지는 매우 빠르게 진화하는 반면, 이를 규제할 법적·제도적 장치는 아직 미비하다. 이러한 환경은 다크 넛지가 발각될 위험은 적으면서 효과는 좋은 수단이 되도록 만든다.

다크 넛지로부터 나를 지키는 법

다크 넛지를 간파하고 피하려면 디지털 리터러시 역량을 키우는 것이 중요하다. 디지털 리터러시는 단순히 디지털 기기를 다루는 기술적 능력을 넘어선다. 이는 정보를 비판적으로 분석하고 해석하는 능력, 디지털 환경에 숨어 있는 의도적인 유도 장치를 인식하고 평가하는 능력, 자기 행동과 결정에 영향을 미치는 알고리즘의 작동 방식과 설계 구조를 파악하는 능력, 그리고 그 영향을 피하거나 조절할 수 있는 실천 능력을 의미한다.

우리는 어떻게 다크 넛지를 간파하고 피할 수 있을까? 로라 도즈워스(Laura Dodsworth)와 패트릭 페이건(Patrick Fagan)의 저서 《다크 넛지: 치밀하고 은밀한 알고리즘의 심리 조작》에 소개된 내용을 바탕으로, 다크 넛지에 맞서는 방법을 알아보자.

1) 정보를 비판적으로 받아들이기

모든 정보를 무조건 수용하기보다, '누가, 왜 이런 정보를 제공했을까?'라는 질문을 던져야 한다. 특히 소셜 미디어를 통해 유포되는 자극적인 정보는 한 걸음 물러서서 객관적으로 바라보는 연습이 필요하다. 이성적 판단을 흐리는 감정적 콘텐츠에 휩쓸리지 않도록 주의한다.

2) 자기 성찰의 시간 갖기

다크 넛지는 사용자의 불안, 공포, 욕망 같은 감정을 자극해 충동적인 결정을 유도한다. 따라서 감정에 휘둘리지 않도록 명상이나 마음 챙김(Mindfulness) 훈련 등을 통해 자신의 마음을 들여다보는 시간을 갖는 것이 중요하다. 이는 외부의 소음 속에서도 중심을 잡고, 판단력을 높이는 데 도움이 된다.

　　　알고리즘, 당신의 체중을 설계하다

3) 미디어 소비 습관 개선하기

불필요한 소셜 미디어 알림을 끄거나 TV, 유튜브 시청 시간을 정해 두는 등 디지털 디톡스를 실천한다. 특히 음성·영상 콘텐츠의 감정적 설득에 맞서기 위해 중요한 정보는 뉴스레터와 같은 서면 형태로 받아보는 것이 논리적 사고를 지키는 데 효과적이다.

4) 조작 기술 인지 및 방어하기

다크 넛지에 사용되는 구체적인 심리 기술들을 미리 알고 있으면 그 영향력에서 벗어나기 쉽다.

- **문간에 발 들여놓기**: "1개월 무료 체험"처럼 작은 제안으로 시작해 점점 더 큰 요구(유료 결제)를 관철하는 기법이다. 처음부터 마음에 들지 않는 제안은 단호하게 거절하는 용기가 필요하다.
- **감정적 압박**: 공포, 죄책감, 동정심 등 강한 감정을 유발하여 이성적인 판단력을 흐리는 수법이다. 감정적으로 동요될 때는 즉시 결정을 내리지 말고, 시간을 두고 차분하게 생각해야 한다.
- **기록의 중요성**: 구두로 이루어진 약속이나 제안은 나중에 분쟁의 소지가 될 수 있다. 중요한 계약이나 합의는 반드시 서면으로 남겨 오해의 소지를 없애야 한다.

5) 개인 데이터 사용 통제하기

기업이 나를 분석할 수 있는 통로를 차단한다. 앱 설치 시 개인 정보 수집 동의, 위치 추적 허용 등의 설정을 꼼꼼하게 확인하고, 불필요한 동의는 거부해야 한다. 광고나 추천 이력이 쌓이는 것을 막아 알고리즘의 맞춤형 다크 넛지 공격으로부터 자신을 보호할 수 있다.

6) 사회적 방어망 구축하기

혼자서 다크 넛지에 맞서기 어렵다면 주변의 도움을 받는다. 가족, 친구, 전문가 등 신뢰할 수 있는 사람들과 경험을 공유하고 조언을 구하는 것이 효과적이다. 강한 사회적 네트워크는 외부 조작에 대한 심리적 면역력을 높여 준다.

결론적으로, 다크 넛지에 대한 이해와 대응 능력은 이제 선택이 아니라 필수적인 디지털 시민의 덕목이다. 이러한 역량을 길러야 우리는 디지털 세상의 수동적인 소비자에서 벗어나, 능동적이고 합리적인 선택자로 거듭날 수 있다.

 알고리즘, 당신의 체중을 설계하다

🔮 나의 디지털 패턴 기록하고 분석하기: 스크린 타임과 디지털 웰빙 활용법

디지털 패턴은 개인이 디지털 기기나 온라인 서비스를 사용하는 방식과 습관이 반복되어 나타나는 행동 양식을 가리킨다. 이는 어떤 기기를 언제, 얼마나 오래 사용하는지, 어떤 콘텐츠를 주로 보는지, 어떻게 상호 작용하는지 등의 데이터를 포함한다. 자신의 디지털 패턴을 기록하고 분석하는 일은 단순히 사용 시간을 줄이는 것을 넘어, 시간을 주도적으로 관리하고, 불필요한 습관을 개선하며, 건강한 생활 방식을 만드는 첫걸음이 된다. 대부분의 디지털 기기에 내장된 기능을 활용하면 자신의 디지털 패턴을 쉽게 파악할 수 있다.

첫 번째, 디지털 패턴 기록하기

스마트폰과 태블릿 등 대부분의 디지털 기기는 우리가 어떤 앱을 얼마나 오래, 어떤 시간대에, 얼마나 자주 사용하는지에 관한 방대한 데이터를 자동으로 기록해 주는 기능이 있다. 먼저 이 데이터를 정확하게 읽는 법부터 이해해야 한다. 애플(Apple)의 '스크린 타임'과 안드로이드(Android) 9 이상의 기기에서 사용할 수 있는 '디지털 웰빙' 기능은 기기 사용 시간을 확인하고, 화면 사용 중단 시간을 설정하며, 앱 사용 시간을 제한하는 포괄적인 기능을 제공한다. 이러한 내장 기능 외에도 FamiSafe*, StayFree**, QualityTime*** 등 디지털 패턴 기록 및 관리를 지원하는 다양한 서드파티 앱을 활용할 수도 있다.

1) 기본 데이터 확인: 총 사용 시간과 앱별 사용량

가장 먼저 살펴봐야 할 것은 스마트폰 총 사용 시간과 가장 많이 사용한 앱 목록이다. 사람들은 실제 사용 시간이 예상보다 훨씬 길다는 사실에 놀라곤 한다. 특히 소셜 미디어, 동영상 스트리밍, 게임 같은 특정 앱에 사용 시간이 집중되는 경우가 많다.

예를 들어, 스스로는 업무 관련 앱을 가장 많이 쓴다고 생각했지만, 스크린 타임 기록을 확인해 보니 다음과 같은 패턴이 드러났다고 해 보자.

---

*   자녀의 온라인 활동을 관리하고 보호하는 데 도움을 주는 자녀 보호 앱. 부모가 자녀의 스마트폰, 태블릿, PC 사용을 모니터링하고 통제할 수 있도록 실시간 위치 추적, 스크린 타임 관리, 웹 필터링 및 차단 등 다양한 기능을 제공함.

**   스마트폰 중독을 극복하고 디지털 웰빙을 향상시키는 데 도움을 주는 스크린 타임 추적 및 앱 사용 제한 앱. 사용자가 자신의 앱 및 웹 사이트 사용 습관을 분석하고, 이를 바탕으로 디지털 생활을 관리하도록 도움.

***   스마트폰 중독을 방지하고 디지털 웰빙을 증진하는 데 초점을 맞춘 스크린 타임 추적 및 관리 앱. 사용자가 자신의 스마트폰 사용 습관을 시각적으로 파악하고, 이를 바탕으로 더 건강한 디지털 라이프를 만들도록 도움.

                                                    알고리즘, 당신의 체중을 설계하다

- **총 사용 시간:** 하루 평균 5시간

- **주요 사용 앱:** 인스타그램과 유튜브가 총 3시간 차지

- **주요 사용 시간대:** 출퇴근 시간, 점심시간, 잠들기 직전

이 분석 결과는 잠깐만 본다고 생각했던 소셜 미디어가 실제로는 상당한 시간을 차지하고 있다는 명백한 증거가 된다. 《디지털 미니멀리즘》의 저자 칼 뉴포트(Cal Newport)는 이를 당신이 디지털 기기에 지급하고 있는 '시간 비용 명세서'라고 지적한다. 자신의 디지털 패턴을 객관적으로 인지하는 것이 바로 건강한 디지털 생활을 위한 첫걸음이다.

2) 숨겨진 패턴 찾기: 알림 횟수와 스마트폰 확인 횟수

앱 사용 시간 외에 알림 횟수와 스마트폰을 집어 든 횟수도 중요한 디지털 패턴 데이터이다. 많은 사람이 자신의 알림 횟수를 확인하고는 놀라움을 금치 못한다. 잦은 알림은 우리의 집중력을 끊임없이 조각내고, 스마트폰을 습관적으로 들여다보게 만드는 주범이다. 따라서 어떤 앱이 나의 집중력을 가장 많이 방해하는지 객관적인 데이터로 파악하는 것이 필수이다.

온라인 강의를 듣거나 과제를 할 때 집중력이 자꾸 떨어져 고민하던 한 대학생의 디지털 패턴을 분석한 결과는 다음과 같았다.

- **하루 알림 건수**: 100건 이상

- **알림이 가장 많은 앱**: 특정 쇼핑 앱과 뉴스 앱

- **스마트폰 확인 횟수**: 10분에 한 번꼴

이 학생은 실제로 쇼핑 앱이나 뉴스 앱을 오래 사용하지는 않았지만, 잦은 알림이 반복해서 집중의 흐름을 끊고 있던 것이다. 이처럼 알림과 스마트폰 확인 횟수를 분석하면, 사용 시간 자체는 짧더라도 반복적인 방해로 인해 발생하는 집중력 손실의 심각성을 깨달을 수 있다.

두 번째, 디지털 패턴 분석하기

디지털 패턴을 효과적으로 관리하려면 단순히 사용 시간을 기록하는 데 그치지 않고, 그 안에 숨겨진 의미를 해석하고 자신의 행동을 이해하는 과정이 필요하다. 스마트폰 사용 기록을 분석하면 무의식적인 습관을 객관적으로 파악하고, 이를 개선하여 더 건강한 디지털 환경을 만들 수 있다.

1) 시간대별/요일별 사용 패턴 분석

스마트폰을 가장 많이 사용하는 시간대를 분석하는 것은 자신의 생활 리듬과 스마트폰 사용의 연관성을 파악하는 데 매우 중요하

 알고리즘, 당신의 체중을 설계하다

다. 스마트폰 데이터를 살펴보며 다음과 같은 질문을 던져 본다.

- **언제 가장 많이 사용하는가?**: 아침에 눈 뜨자마자, 출퇴근길, 점심 시간, 저녁 식사 후, 잠들기 전 등 특정 시간대에 집중적으로 사용하는 습관이 있는지 확인한다.
- **요일별 차이가 있는가?**: 주중과 주말의 사용량에 큰 차이가 있는지, 또는 특정 요일에 사용량이 급증하는 경향이 있는지 파악한다.

이러한 분석을 통해 무의식적으로 형성된 스마트폰 사용 습관의 패턴을 발견할 수 있다. 만약 특정 시간대에 습관적으로 스마트폰을 사용하고 있다는 것을 알게 되었다면, 그 시간을 독서나 산책, 명상 등 다른 긍정적인 활동으로 대체하는 계획을 세워 더 건강한 디지털 습관을 만들 수 있다.

2) 목적이 없는 사용과 목적이 있는 사용 구분하기

스마트폰 사용이 모두 부정적인 것은 아니다. 업무를 위한 이메일 확인, 지도 앱으로 길 찾기, 온라인 강의 수강 등은 목적이 있는 사용에 해당한다. 반면 특별한 이유 없이 소셜 미디어를 둘러보거나, 알고리즘이 추천하는 동영상을 끝없이 시청하는 것은 목적이 없는 사용일 가능성이 크다.

예를 들어, 한 프리랜서가 매주 일요일 저녁에 스크린 타임 기록을 검토하고, 각 앱의 사용 시간을 생산적인 활동과 소비적인 활동으로 나누어 기록한 결과, 주말 오후에 특별한 목적 없이 웹 서핑으로 2시간 이상을 낭비하고 있다는 사실을 발견했다고 해 보자. 이 분석을 바탕으로 주말 오후 시간에는 스마트폰을 잠시 멀리하고 산책이나 독서를 한다는 규칙을 세워 실천한다면, 그의 주말은 훨씬 더 만족스러운 시간으로 바뀔 것이다. 이처럼 자신의 사용 패턴을 객관적으로 분석하고 개선하는 노력이 디지털 기기를 더 가치 있게 활용하는 핵심이다.

3) 식생활 패턴과의 연관성 분석하기

디지털 패턴 분석은 우리의 식생활 습관을 들여다보는 강력한 도구가 되기도 한다. 특히 배달 앱 사용 패턴을 분석해 보면 예상치 못한 사실을 발견할 수도 있다.

예를 들어, 최근 체중이 늘고 속이 더부룩한 날이 많아진 한 자취생의 스크린 타임을 분석해 보니, 평일 밤 10시 이후 배달 앱 사용 시간이 부쩍 늘어나 있었다. 유튜브나 넷플릭스를 보다가 습관적으로 배달 앱을 켜고 야식을 주문하는 패턴이 굳어진 것이다.

이는 단순한 배달 앱 사용 시간을 넘어, 불규칙한 식습관과 건강 문제로 이어지는 명백한 신호이다. 이처럼 스크린 타임 기록을 통해 자신의 무의식적인 습관을 객관적으로 파악하고, 건강을 위한 실질적인 변화를 만들어 낼 수 있다.

세 번째, 스마트한 디지털 습관 만들기

디지털 패턴 분석을 통해 문제점을 파악했다면, 이제 스마트폰의 유용한 기능을 활용하여 실질적인 변화를 만들 차례다. 이는 단순히 스마트폰 사용 시간을 줄이는 디지털 다이어트를 넘어선다.

칼 뉴포트는 《디지털 미니멀리즘》에서 자신의 가치에 부합하는 기술만을 의도적이고, 최적화된 방식으로 사용하자는 철학을 제시한다. 이 철학을 스마트폰의 기능과 결합하면, 우리는 막연한 불안감에서 벗어나 주도적으로 디지털 생활을 설계하고 통제할 수 있는 강력한 도구를 얻게 된다.

1) 다운타임 및 집중 모드 활용: 강제 휴식과 건강한 식사 시간 확보하기

'다운타임'(애플) 또는 '집중 모드'(안드로이드)는 미리 설정한 시간에는 전화와 허용한 앱을 제외한 나머지 앱의 사용을 차단하는 강력한 기능이다. 이는 디지털 기기의 방해 없이 오직 중요한 일에만 집중할 수 있게 도와준다.

- **업무 및 학업 시간**: 중요한 업무나 공부에 집중해야 할 때 다운타임을 설정하여 불필요한 알림이나 유혹을 원천 차단한다. 이는 몰입도를 극대화해 생산성을 높여 준다.
- **식사 시간**: 식사할 때는 스마트폰을 멀리하고 음식에만 온전히 집중할 수 있도록 다운타임을 설정한다. 이는 건강한 식습관을 형성하고 소화를 돕는 데 효과적이다.
- **취침 시간 전**: 잠들기 1~2시간 전부터 다운타임을 설정해 숙면을 방해하는 블루 라이트, 자극적인 콘텐츠, 야식 주문의 유혹을 방지한다.

칼 뉴포트가 강조하듯, 현대인에게는 고독의 시간이 필수적이다. 다운타임이나 집중 모드는 바로 이 고독의 시간을 확보하는 데 최적화된 도구이다. 스마트폰에 휘둘리는 대신, 오롯이 나 자신에게 집중하는 시간을 만든다.

2) 앱 시간 제한: 시간 도둑과 식비 도둑 앱에 제한 걸기

앱 시간 제한은 특정 앱이나 앱 카테고리(게임, 소셜 네트워킹 등)의 하루 사용 시간을 설정하는 기능이다. 이는 디지털 기술을 우리의 가치를 극대화하는 방식으로 최적화하는 데 필수적인 도구이다.

예를 들어, 유튜브로 30분 동안 온라인 강의를 듣는 것은 유용한

　알고리즘, 당신의 체중을 설계하다

사용이지만, 알고리즘에 이끌려 자극적인 쇼츠 영상을 2시간 동안 보는 것은 최적화된 사용이 아니다. "이 앱은 하루 30분이면 내게 필요한 가치를 충분히 얻을 수 있다."라고 스스로 규칙을 정하고, 앱 시간 제한 기능을 통해 이를 강제할 수 있다.

퇴근 후 피곤하다는 이유로 배달 앱을 자주 사용하는 습관이 있다면, 배달 앱에 '저녁 7시 이후 사용 제한'을 걸 수 있다. 처음에는 불편할 수 있지만, 점차 미리 장을 보거나 간단한 밀키트를 활용하는 등 다른 방법을 찾게 되면서 자연스럽게 집밥을 먹는 횟수가 늘고, 식비 절약 효과까지 얻을 수 있다.

이처럼 앱 시간 제한 기능을 활용하면, 무분별한 소비적 사용을 줄이고 우리의 목표에 부합하는 방식으로 디지털 기기를 통제할 수 있다.

3) 알림 설정 최적화 및 건강 앱 활용: 나를 위한 정보만 받기

불필요한 알림은 집중력을 저해하고 때로는 충동적인 소비를 유도하는 주요 원인이다. 개별적으로는 사소해 보일지 몰라도, 수많은 알림이 쌓이면 우리의 정신을 어지럽히고 소중한 에너지를 고갈시킨다.

쇼핑, 뉴스, 게임 앱처럼 중요하지 않은 알림은 즉시 끄는 것이 좋다. 특히 배달 앱에서 오는 할인 쿠폰 알림은 충동적인 주문으로 이어질 수 있으므로 반드시 꺼 둔다.

모든 알림이 나쁜 것은 아니다. 예를 들어 '밀리그램*', '다이닝노트**'와 같은 식단 기록 앱을 활용해 매일 먹는 음식을 기록하고 피드백을 받아 볼 수 있다. 이러한 앱의 건강 정보 알림은 긍정적인 동기 부여와 함께 식습관 개선에 큰 도움을 줄 수 있다.

알림을 주도적으로 관리하면 방해받지 않는 온전한 시간을 확보하고, 건강한 삶을 위한 실질적인 변화를 만들어 낼 수 있다.

결론적으로, 자신의 디지털 패턴을 기록하고 분석하는 일은 매우 중요하다. 이는 나의 시간과 에너지, 집중력 그리고 건강 습관이 어디로 흘러가고 있는지 객관적으로 파악할 수 있는 강력한 도구이다. 처음에는 자신의 기록을 마주하는 것이 불편할 수 있다. 그러나 이 자료를 '나쁜 습관에 대한 성적표'로 여기지 말고, '더 나은 나를 위한 안내서'로 받아들이는 것이 중요하다. 오늘부터 자신의 디지털 발자국을 따라가 보자. 그 속에서 낭비했던 시간을 되찾고, 건

---

* 건강하고 지속 가능한 체중 관리와 다이어트를 돕는 앱. 단순한 열량 계산을 넘어, 사용자가 스스로 식단과 운동 습관을 기록하고 다른 사람과 함께 목표를 달성하도록 동기를 부여하는 데 초점을 맞춤.

** 간단한 식단 일기에 초점을 맞춘 다이어트 및 건강 관리 앱. 복잡한 열량 계산이나 커뮤니티 기능보다는, 사용자가 매일 먹은 것을 기록하고 자신의 식습관을 스스로 파악하도록 돕는 데 중점을 둠.

 알고리즘, 당신의 체중을 설계하다

강한 습관을 만들며, 삶의 새로운 가능성을 발견할 수 있을 것이다.

나의 디지털 습관 바로 알기 체크리스트

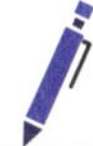

- ☑ 내 스마트폰의 '스크린 타임' 또는 '디지털 웰빙' 기능을 확인하고, 하루 평균 사용 시간을 인지했나?
- ☑ 나에게 가장 많은 알림을 보내는 앱이 무엇인지 파악하고, 불필요한 알림을 꺼 두었나?
- ☑ 유튜브나 SNS에서 특정 콘텐츠가 나에게 추천되는 이유, 즉 알고리즘의 의도("왜 이걸 보여 주는 걸까?")에 대해 생각해 본 적이 있나?
- ☑ "오늘만 할인"처럼 나의 충동구매를 유도하는 다크 넛지를 발견하고 의식적으로 피해 본 경험이 있나?
- ☑ 내가 소비하는 정보가 나의 기존 생각과 비슷한 것들에만 편중되어 있지는 않은지(필터 버블) 점검해 보았나?

다음 이야기

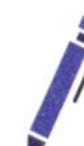

알고리즘의 의도를 파악하고 나를 조종하는 다크 넛지를 간파하는 눈을 가졌다. 이제 그 지식을 바탕으로 수동적인 소비자가 아니라, 알고리즘을 내 편으로 만드는 적극적인 설계자가 될 차례다. 다음 장에서는 알고리즘을 나의 건강 비서로 훈련하는 구체적인 방법을 알아본다.

2단계: 환경 설계하기

- 알고리즘을 나의 건강 비서로 훈련하는 법

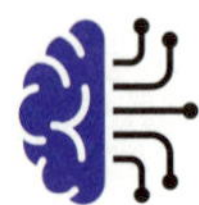

✪ 알고리즘을 내 편으로

미디어커뮤니케이션을 전공하는 스물한 살 대학생 민서의 스마트폰에는 3개의 배달 앱이 깔려 있다. "앱마다 제공되는 할인 혜택이나 쿠폰이 다르니까, 그때그때 비교해 봐야죠." 민서에게는 너무도 당연한 습관이었다. 과중한 수업, 잦은 과제와 팀플 모임으로 늦은 귀가가 일상인 민서에게 배달 앱은 말 그대로 든든한 식사 파트너였다.

문제는 메뉴 선택이었다. 앱을 켜면 '인기 TOP 10', '오늘의 할인 품목' 같은 자극적인 추천 목록이 화면을 가득 채웠다. 민서의 선택지는 자연스레 치킨, 떡볶이, 햄버거, 피자, 마라탕 등으로 한정됐고, 샐러드나 비빔밥처럼 건강한 메뉴는 점점 더 고르지 않게 되었다.

알고리즘, 당신의 체중을 설계하다

특히 늦은 밤 과제를 마친 날이면 치킨 생각이 더욱 간절했다. 민서는 무심결에 배달 앱을 열어 미리 '찜'해 두었던 프랜차이즈 치킨집에 주문을 넣었고, 이런 패턴은 반복되었다. 그 결과 민서는 늘 피곤했고, 아침 수업에서는 졸기 일쑤였으며, 오후 전공 실습에서는 체력이 급격히 떨어지는 것을 뼈저리게 느꼈다. 체중은 서서히 늘었고, 잦은 속쓰림과 소화 불량에 시달렸다. 정기 건강 검진에서 콜레스테롤 수치가 경계 수준이라는 결과를 받은 날, 민서는 자신의 배달 앱 사용 습관이 건강을 해치는 주범임을 깨달았다.

마침, 그 학기에 '대학생을 위한 디지털 리터러시' 수업에서 들었던 "플랫폼 알고리즘은 사용하기에 따라 자신에게 유리한 방향으로 길들일 수 있다."라는 말이 떠올랐다. 그 순간 민서는 결심했다. 앞으로는 알고리즘이 던져 주는 대로 먹지 않고, 알고리즘을 '똑똑한 건강 비서'로 만들어 보겠다고.

알고리즘은 고정된 존재가 아니라, 우리가 '훈련'할 수 있는 대상이다. 무심코 사용하면 알고리즘이 우리를 조종하지만, 의도적으로 사용하면 우리가 알고리즘을 조련할 수 있다. 결국, 우리가 무엇을 클릭하고, 얼마나 오래 머무는지가 알고리즘의 먹이가 되기 때문이다. 이 먹잇감을 의식적으로 선택해 주면, 우리가 원하는 방향으로 정보 환경을 만들어 낼 수 있다.

알고리즘은 당신이 훈련하는 대로 움직인다

추천 알고리즘은 사용자의 모든 상호 작용 데이터를 기반으로 작동한다. 어떤 콘텐츠에 '좋아요'를 눌렀는지, 얼마나 오래 머물렀는지와 같은 행동 하나하나가 알고리즘을 학습시키는 데이터가 된다. 따라서 우리는 알고리즘의 교사가 될 수 있다. 우리가 원하는 방향으로 의도적인 행동을 반복하면, 알고리즘을 그 방향에 맞게 학습시킬 수 있다.

이러한 원리는 '신경가소성(Neuroplasticity)'과 비슷하다. 신경가소성이란 뇌가 경험에 따라 스스로 구조와 기능을 변화시키는 능력을 의미한다. 뇌가 고정된 기관이 아니라 마치 플라스틱처럼 유연하게 변화한다는 뜻이다. 알고리즘 역시 우리가 제공하는 새로운 데이터와 피드백에 맞춰 추천 시스템을 재구성한다.

만약 우리가 자극적인 콘텐츠에 길들어 있다면, 의식적으로 건강하고 유익한 콘텐츠를 선택하고 소비함으로써 알고리즘을 능동적으로 재교육해야 한다. 연구에 따르면, 사용자가 자신의 데이터와 알고리즘의 작동 방식을 이해하고 제어할 때, 기술과의 관계가 더 긍정적이고 주체적으로 변하는 것으로 나타났다.

결국, 알고리즘에 대한 이해는 단순히 기술을 이해하는 것을 넘어, 우리의 디지털 웰빙을 지키기 위한 핵심 요소라 할 수 있다.

 알고리즘, 당신의 체중을 설계하다

실전 가이드 1. 유튜브 조련하기: 구독과 '관심 없음'의 힘

유튜브의 추천 알고리즘은 사용자의 시청 시간, 행동 신호, 콘텐츠의 속성을 종합적으로 분석하여 작동한다.

1) 시청 시간

단순히 영상의 조회수보다는 사용자가 영상을 얼마나 오랫동안 시청했는지를 가장 중요한 지표로 삼는다. 이는 사용자가 해당 영상에 얼마나 몰입했는지를 보여 주기 때문에, 사용자가 흥미를 느낄 만한 콘텐츠를 정확하게 파악하는 데 큰 역할을 한다.

2) 행동 신호

'좋아요', '싫어요', 댓글, 공유, 구독과 같은 사용자의 적극적인 반응을 분석한다. 이러한 행동은 사용자의 선호도를 명확하게 드러내는 신호로, 알고리즘이 사용자의 취향을 더욱 정교하게 학습하도록 돕는다.

3) 콘텐츠의 속성

사용자가 시청한 영상의 주제, 장르, 사용된 키워드뿐만 아니라 해당 영상이 업로드된 채널의 특성까지 분석하여 맞춤형 영상을 추천한다. 예를 들어 사용자가 특정 영화 유튜버의 영상을 자주 시청했다면, 그 유튜버와 비슷한 콘텐츠를 만드는 다른 영화 유튜버의 영상을 추천하는 방식이다.

이처럼 개인화 추천 알고리즘은 사용자가 원하는 정보를 빠르게 찾도록 도와주는 장점이 있다. 하지만 이에 따라 사용자는 자신의 생각이나 취향과 비슷한 정보만 접하게 되는 경향이 강해진다. 다양한 관점이나 새로운 정보를 접하기가 어려워지고, 결국 사고의 폭이 좁아지는 결과를 낳을 수 있다.

건강 콘텐츠 노출 늘리기

유튜브 추천 알고리즘은 사용자의 행동에 맞춰 진화한다. 이 원리를 이해하고 의식적으로 활용한다면, 알고리즘을 보다 건강하고 유익한 방향으로 이끌 수 있다. 다음과 같은 방법으로 알고리즘에 긍정적인 신호를 보내 보자.

1) 적극적인 구독과 알림 설정

건강 정보를 다루는 신뢰할 수 있는 채널을 찾아 구독하고 전체 알림을 설정한다. 이는 "나는 이런 콘텐츠를 원한다."라는 가장 강력한 긍정적 신호를 알고리즘에 전달하는 행동이다. 단순히 영상

알고리즘, 당신의 체중을 설계하다

을 한두 번 보는 것보다 훨씬 큰 가중치를 가진다.

2) '좋아요'와 긍정적 댓글 활용

건강 관련 영상에 '좋아요'를 누르거나 긍정적인 댓글을 남기면, 해당 콘텐츠에 대한 만족도가 알고리즘에 명확하게 전달된다. 그 결과 비슷한 주제의 영상이 더 많이 추천되고, 건강 관련 콘텐츠의 노출 순위가 높아진다.

3) 건강 관련 검색어 사용 및 기록 관리

유튜브 검색창에 '신체 건강'이나 '정신 건강' 등 건강 관련 키워드를 적극적으로 검색한다. 검색 후에는 관련 영상을 꾸준히 시청하여 기록을 남기는 것이 중요하다. 동시에 불필요한 검색 기록은 주기적으로 삭제하여, 건강 관련 검색 기록이 알고리즘에 지속적으로 반영되도록 관리하는 것이 좋다.

이러한 적극적이고 의식적인 행동들은 알고리즘이 사용자의 건강에 대한 관심을 보다 정확히 파악하도록 돕는다. 이를 통해 불필요하거나 자극적인 콘텐츠 대신, 자신에게 도움이 되는 유익한 정보로 가득 찬 유튜브 피드를 만들어 갈 수 있다.

유해 콘텐츠 추천 줄이기

유튜브 알고리즘을 건강하게 만들기 위해서는 원하지 않는 콘텐츠를 적극적으로 차단하는 것도 중요하다. 다음과 같은 방법을 활용하여 불필요하거나 해로운 영상이 추천되는 것을 효과적으로 줄일 수 있다.

1) '관심 없음'과 '채널 추천 안 함' 기능 활용

자극적이거나 불필요한 영상이 추천될 경우에는 영상 옆의 점 세 개(…) 메뉴를 눌러 '관심 없음'을 선택한다. 특정 채널의 콘텐츠를 더 이상 보고 싶지 않다면 '채널 추천 안 함'을 누르는 것이 가장 확실한 방법이다. 단순히 '싫어요' 버튼을 누르는 것만으로는 원치 않는 추천을 12% 정도밖에 줄이지 못한다는 연구 결과도 있는 만큼, 이 두 가지 기능을 적극 활용하는 것이 좋다.

2) 시청 기록 및 검색 기록 관리

원치 않는 콘텐츠가 추천되는 가장 큰 원인은 시청 및 검색 기록 때문이다. 시청 기록을 일시 중지하거나 삭제하면, 알고리즘은 사용자의 과거 시청 패턴을 기반으로 추천하는 것을 멈추고, 구독한 채널 위주로 피드를 재구성한다. 검색 기록도 마찬가지로 삭제하거나 일시 중지하면 맞춤형 동영상 추천에 영향을 주지 않아 건강

 알고리즘, 당신의 체중을 설계하다

한 디지털 환경을 조성하는 데 도움이 된다.

3) 특정 채널 숨기기 및 차단

특정 채널의 콘텐츠가 계속해서 추천된다면, 해당 채널을 숨기거나 차단하는 방법을 활용할 수 있다. 유튜브 스튜디오에서 채널 콘텐츠를 숨기거나, 채널의 '정보' 탭에서 '사용자 차단' 기능을 사용하면 해당 채널의 영상이 더 이상 추천 피드에 나타나지 않게 된다.

이러한 방법을 통해 우리의 유튜브 경험을 능동적으로 관리하고, 건강한 콘텐츠로 가득 찬 디지털 환경을 만들어 보자.

🌐 실전 가이드 2. 인스타그램 길들이기: 탐색 탭을 건강하게 만들기

인스타그램 알고리즘의 가장 큰 특징은 사용자의 참여도를 종합적으로 분석하여 개인별로 가장 관심이 있을 만한 콘텐츠를 먼저 보여 준다는 점이다. 이때 피드와 스토리는 주로 팔로우한 계정의 콘텐츠를 보여 주지만, 탐색 탭은 사용자가 팔로우하지 않은 계정의 사진이나 영상 중에서 사용자의 취향에 맞는 콘텐츠를 골라 보여 주는 맞춤형 발견 공간이다. 알고리즘은 사용자가 과거에 '좋아요'를 누르거나, 저장하거나, 댓글을 남긴 게시물의 주제와 형식을 분석해 비슷한 스타일이나 주제의 포스트를 추천한다.

건강 콘텐츠 노출 늘리기

인스타그램 탐색 탭을 건강한 콘텐츠로 채우려면 알고리즘에 명확한 신호를 보내는 것이 가장 중요하다. 알고리즘은 우리가 제공하는 데이터에 기반해 학습하기 때문이다.

1) 건강 관련 계정 팔로우 및 적극적 상호 작용(저장, 공유, 댓글)

인스타그램 알고리즘은 사용자의 '팔로우'를 가장 중요한 신호로 인식한다. 먼저, 신뢰할 수 있는 건강 관련 계정을 팔로우하고, 해당 콘텐츠에 '좋아요'를 누르고, 댓글을 달고, 게시물을 저장하거나 공유한다. 특히 저장과 공유는 게시물의 인기도를 반영하는 중요한 지표이므로, 이를 통해 해당 콘텐츠가 더 많은 사용자에게 노출되도록 도울 수 있다. 이러한 적극적인 상호 작용은 알고리즘이 사용자와 해당 계정 간의 친밀성을 높게 평가하도록 만들어, 피드 상단에 건강 관련 콘텐츠가 더 자주 보이게 된다.

　알고리즘, 당신의 체중을 설계하다

2) 건강 관련 해시태그 활용 및 검색 최적화

건강 관련 해시태그를 직접 검색하고, 해당 해시태그가 포함된 게시물에 적극적으로 반응하면, 알고리즘이 사용자의 관심사를 더욱 정확하게 학습한다. 현재는 해시태그 팔로우 기능이 사라졌기 때문에, 직접 검색하는 행동이 더욱 중요해졌다. 건강 정보를 검색할 때는 #건강식단, #홈트레이닝, #다이어트레시피, #오운완(오늘 운동 완료), #등산스타그램 등과 같은 긍정적이고 구체적인 키워드를 복합적으로 활용하는 것이 효과적이다.

3) 건강 인플루언서와의 상호 작용을 통한 긍정적 영향 유도

자기 경험과 전문성을 바탕으로 신뢰도 높은 콘텐츠를 제공하는 건강 분야 인플루언서를 팔로우하고, 게시물에 댓글을 달며 소통한다. 이는 알고리즘이 사용자의 건강 콘텐츠 선호를 강하게 인식하도록 만드는 데 크게 이바지한다. 특히 공신력 있는 전문가 인플루언서*와의 상호 작용은 단순히 개인의 피드를 건강하게 바꾸는 것을 넘어, 해당 콘텐츠의 가시성을 높여 더 많은 사람에게 긍정적인 영향을 미치는 효과도 있다.

---

* 자기 경험담과 감각적인 이미지 중심으로만 소통하는 계정보다, 출처와 자격을 명확히 밝히고, 한계와 주의 사항까지 설명하는 인플루언서가 진짜 전문가일 가능성이 크다. 단순히 팔로워 수나 인기 콘텐츠만 보고 판단하지 않도록 주의한다.

유해 콘텐츠 추천 줄이기

건강한 인스타그램 환경을 유지하기 위해서는 원치 않는 콘텐츠의 노출을 줄이는 것도 중요하다. 알고리즘에 "이런 콘텐츠는 싫다."라는 명확한 신호를 보내야 한다.

1) '관심 없음' 기능 적극 활용하기

추천 게시물 오른쪽 상단의 점 세 개 메뉴를 눌러 '관심 없음'을 선택한다. 이 행동을 반복하고, 원치 않는 계정을 차단하거나 음소거하면 탐색 탭을 정밀하게 다듬을 수 있다. 또한 프로필 설정에서 '추천 콘텐츠 초기화' 기능을 사용하면 탐색 탭의 추천 정확도를 즉시 높일 수 있다.

2) 캐시 초기화 및 검색 기록 삭제

앱 캐시는 과거 사용 정보를 임시 저장하여 알고리즘 변화가 즉각 반영되는 것을 늦출 수 있다. 안드로이드 사용자는 앱 설정에서 캐시를 삭제하고, 아이폰 사용자는 앱을 삭제 후 재설치하여 캐시를 초기화할 수 있다. 이를 통해 앱 내부에 남아 있던 고정된 추천 데이터까지 깔끔하게 지울 수 있다. 또한 과거에 검색했던 기록도 탐색 탭에 영향을 줄 수 있으므로, '프로필 〉 메뉴(≡) 〉 활동 〉 최근 검색 기록 〉 모두 지우기' 경로를 통해 검색 기록을 주기적으로 삭

 알고리즘, 당신의 체중을 설계하다

제하는 것이 좋다.

3) 특정 주제/계정 필터링 및 관리 도구 활용

반복적으로 원치 않는 게시물을 올리는 계정은 차단하거나 음소거한다. 이는 탐색 탭에서 해당 콘텐츠가 보이지 않도록 막아 준다. 또한 스마트폰의 스크린 타임 기능을 활용해 특정 앱의 사용 시간을 제한하거나 유해 콘텐츠 노출을 차단할 수 있다. SocialFocus 같은 웹 브라우저 확장 프로그램은 피드, 스토리, 프로모션 게시물을 선택적으로 숨기는 기능을 제공하여, 원치 않는 콘텐츠로부터의 방해를 줄일 수 있도록 도와준다.

실전 가이드 3. 배달 앱 현명하게 사용하기: 찜하기와 검색의 기술

현대인의 식생활에서 필수적인 요소가 된 배달 앱은 엄청난 편리함을 제공하지만, 종종 충동적인 야식 섭취나 건강하지 않은 음식 선택으로 이어지기 쉽다. 이는 배달 앱 알고리즘이 사용자의 주문 및 방문 이력을 분석하여 개인화된 메뉴를 추천하기 때문이다.

예를 들어, 배달의민족은 인공지능 기반 개인화 추천 시스템을 도입한 이후 주문 전환율이 약 80% 향상되었다고 보고했다. 이는 알고리즘이 사용자가 원하는 가게와 메뉴를 더 빠르게 찾도록 돕고, 결과적으로 더 많은 주문을 유도한다는 것을 보여 준다. 즉, 어떤 메뉴가 추천되는지에 따라 사용자의 음식 선택이 크게 달라질 수 있다는 의미이다.

건강한 식단 추천 늘리기

배달 앱을 '건강 비서'로 만들려면 알고리즘을 의식적으로 훈련할 필요가 있다. 배달 앱의 알고리즘은 사용자의 관심사와 선택 패턴을 지속적으로 관찰하며 학습하기 때문이다.

1) 건강 맛집 '찜하기'로 신호 보내기

'찜하기' 기능은 단순히 좋아하는 가게를 저장하는 것을 넘어, 알고리즘에 강력한 신호를 보낸다. 요기요 통계에 따르면, 고객 5명 중 1명이 이 기능을 사용하며, 찜해 둔 매장에서의 재주문 확률은 약 2배나 높다. 배달의민족에서도 찜 수가 많은 가게가 상위 랭킹에 오르고, 매출이 상승하는 경향을 보인다. 따라서 건강한 식단을 제공하는 음식점을 발견하면, 망설이지 말고 '찜'을 누른다. 이런 행동을 반복하면 알고리즘은 사용자의 건강식 선호를 명확히 파악하고, 비슷한 가게를 더 많이 추천하게 된다.

     알고리즘, 당신의 체중을 설계하다

2) 건강 관련 검색어와 필터링 적극 활용하기

검색창을 활용해 알고리즘을 훈련한다. 샐러드, 포케, 저염식, 저당식, 제철 음식 등 건강 관련 키워드를 자주 검색하는 것만으로도 알고리즘은 사용자의 관심사를 파악하게 된다. 또한 필터 기능을 활용할 때도 별점이나 배달비 외에 건강식, 채식, 저염, 저당 등 건강 관련 옵션을 적극적으로 선택한다. 이는 알고리즘이 사용자의 검색 의도를 더 정확하게 이해하도록 돕는다.

3) 초개인화 추천을 건강 식단으로 유도하기

배달 앱은 날씨, 시간대, 심지어 사용자의 기분까지 고려하여 메뉴를 추천하는 초개인화 시스템을 갖추고 있다. 건강식 메뉴를 꾸준히 주문하고 긍정적인 리뷰를 남기면, 알고리즘은 사용자를 '헬시 푸드 러버(Healthy Food Lover)'로 인식하게 된다. 이후에는 떡볶이 대신 퀴노아 연어 포케를, 기름진 고기 요리 대신 신선한 채소 쌈밥을 추천하는 등 사용자의 취향에 맞는 건강한 선택지를 제공할 것이다. 이러한 과정을 통해 배달 앱을 건강한 식생활을 돕는 건강 비서로 진화시킬 수 있다.

배달 앱을 건강 비서로 바꾼 민서의 이야기

앞선 사례에서 알고리즘을 똑똑한 건강 비서로 만들겠다고 다짐한 대학생 민서는 어떤 단계를 거쳐 목표를 달성했을까? 그의 변화를 따라가 보자.

1) 건강 맛집 지도 만들기(의식적인 탐색)

알고리즘이 던져 주는 대로 먹지 않겠다는 결심의 첫걸음은 배달 앱을 재설계하는 것이었다. 민서의 목표는 '나만의 건강 맛집 리스트' 만들기. 민서는 메인 화면을 무작정 스크롤하는 대신, 검색창에 샐러드, 현미밥, 저염식, 두부 요리, 그릭 요거트 등 건강한 음식과 관련된 키워드를 직접 입력했다.

추천된 가게들의 리뷰를 꼼꼼히 살핀 후, 단순히 '맛있다'라는 평가보다는 '신선하다', '간이 세지 않다'와 같은 구체적인 후기가 달린 곳들을 골랐다. 그렇게 신선한 샐러드 전문점 2곳, 건강 한식집 1곳, 월남쌈과 포케 전문점 1곳, 건강 간식 전문점 1곳을 선정하여 즉시 '찜(하트)'을 눌렀다.

2) 유혹을 이기는 작은 습관(찜 목록 먼저 확인하기)

진정한 변화는 그다음부터 시작되었다. 저녁 시간, 배달 앱을 켜자 여전히 화려한 고열량 메뉴들이 민서를 유혹했다. 하지만 민서는 이를 의식적으로 무시하고, 화면 상단의 '찜한 가게' 탭으로 바로 이동하는 습관을 들였다.

   알고리즘, 당신의 체중을 설계하다

물론 처음에는 쉽지 않았다. '그냥 전에 먹던 거 먹을까?' 하는 생각이 들 때마다, 아침에 느끼던 더부룩함과 피로감을 떠올렸다. 찜 목록에 있는 가게들은 이미 검증된 선택지였기에 더 이상 불필요하게 고민하거나 유혹과 싸울 일이 없었다.

3) '건강 비서'로 진화한 배달 앱 알고리즘

민서의 의식적인 노력이 지속된 지 2~3주가 지나자, 배달 앱 알고리즘에 드디어 놀라운 변화가 나타났다.

메인 화면에 뜨던 치킨, 피자, 햄버거 가게의 비율이 눈에 띄게 줄었다. 대신 민서가 찜한 가게와 비슷한 새로운 샐러드 가게나 건강식 전문점이 "이런 가게는 어떤가요?"라는 문구와 함께 추천되기 시작했다.

알림 내용도 달라졌다. 이전에는 주로 "치킨 5천 원 할인" 같은 알림이 왔다면, 이제는 찜해 둔 가게에서 "신메뉴 출시! 그릴드 비프 샐러드", "오늘만 현미밥 추가 무료"와 같은 그의 관심사에 부합하는 알림이 오기 시작했다.

이제 민서는 찜 목록을 통해 주 3~4회 이상 건강한 배달 음식을 주문하는 습관을 완전히 정착시켰다. 배달 앱이 더 이상 건강을 해치는 적이 아니라, 바쁜 일상에서 건강을 챙겨 주는 든든한 파트너가 된 것이다. 민서의 배달 앱은 이제 그의 건강 목표를 이해하고 지지하는 똑똑한 건강 비서로 재탄생했다.

　결론적으로, 알고리즘은 우리가 보내는 신호를 그대로 반영하는 거울과 같다. 우리가 무심코 입력하던 신호를 바꾸면, 알고리즘이 보여 주는 세상 또한 바뀐다. 이처럼 능동적으로 알고리즘을 훈련하는 것은 우리가 원하는 바를 더 많이 얻어 내는 적극적인 공격이라고 할 수 있다. 알고리즘을 우리의 목표를 이해하는 충실한 조수로 길들이는 것은 디지털 시대를 살아가는 우리가 갖춰야 할 스마트한 생존 기술이다.

 　　　　　　　　　　알고리즘, 당신의 체중을 설계하다

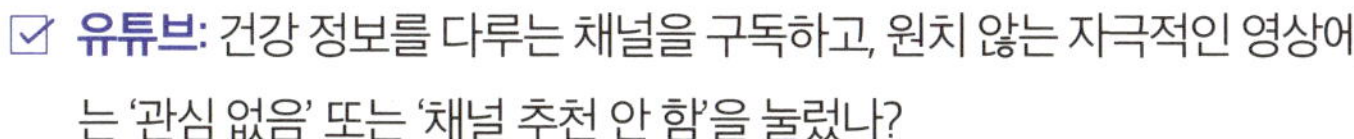

나의 디지털 습관 바로 알기 체크리스트

- ☑ **유튜브:** 건강 정보를 다루는 채널을 구독하고, 원치 않는 자극적인 영상에는 '관심 없음' 또는 '채널 추천 안 함'을 눌렀나?
- ☑ **인스타그램:** #건강식단, #홈트레이닝 같은 건강 관련 해시태그를 검색하고, 관련 게시물에 '좋아요'와 저장을 눌러 알고리즘에 긍정적인 신호를 보냈나?
- ☑ **인스타그램:** 원치 않는 게시물이 보일 때 '관심 없음'을 누르고, 주기적으로 앱 캐시와 검색 기록을 삭제했나?
- ☑ **배달 앱:** 샐러드 가게나 건강식 전문점을 발견했을 때 '찜하기'를 눌러 나만의 건강 맛집 지도를 만들었나?
- ☑ **배달 앱:** '찜한 가게' 목록을 먼저 확인하는 습관을 들여, 메인 화면에 보여지는 자극적인 추천 메뉴들의 유혹을 의식적으로 피했나?

다음 이야기

우리의 의도대로 알고리즘을 훈련하여 디지털 환경을 바꾸었다. 그러나 진정한 변화는 우리의 일상 공간과 행동이 바뀔 때 완성된다. 다음 장에서는 의지력에 기댈 필요 없이 건강한 행동을 자동화하는 행동 디자인의 작은 기술들을 소개한다.

3단계: 행동 디자인하기

- 건강을 자동화하는 작은 기술들

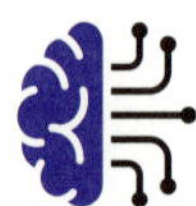

🕸 환경 변화가 만든 건강한 습관

코로나19 팬데믹 시절, 김 대리는 재택근무를 하게 되면서 생활 패턴이 완전히 바뀌었다. 출퇴근길 걷기, 점심 식사 후 산책 등 일상적인 신체 활동량이 사라졌다. 하루 종일 거실 책상에 앉아 일하고, 식사는 배달 앱으로 해결했으며, 퇴근 후에는 소파에 누워 넷플릭스와 유튜브를 보는 게 일상이 되었다. 이렇게 에너지 소모가 급격히 줄어들자, 석 달 만에 체중이 6kg이나 늘어 버렸다.

팬데믹이 끝나고 다시 회사에 출퇴근하게 되면서 김 대리의 일상에도 활기가 돌기 시작했다. 그가 일하는 건물에는 계단을 오를 때마다 소모된 열량과 건강 정보가 표시되는 '도전 계단'이 있었다. 그는 엘리베이터를 기다리는 대신 자연스럽게 계단을 이용하게 되었다.

지하철역에는 발판을 밟을 때마다 경쾌한 피아노 소리가 나는 '피아노 계단'이 설치되어 있었다. 단순한 계단 오르기가 게임처럼 느껴지자 사람들은 즐거워하며 계단을 올랐고, 김 대리 역시 작은 재미를 느끼며 계단을 이용했다.

또한 그가 사는 동네에는 걷기 좋은 보행로가 새롭게 조성되었다. 김 대리는 아름다운 가로수와 벤치가 어우러진 보행로를 걸으며 하루의 피로를 풀었다. 그는 그동안 무심코 지나쳤던 동네 풍경을 새롭게 발견하며 걷는 즐거움에 푹 빠졌다.

이러한 작은 변화들이 모여 김 대리의 활동량은 자연스럽게 늘어났고, 체중도 서서히 줄어들었다. 특별히 다이어트를 하거나 헬스장에 다닌 것도 아니었다. 그저 주변 환경이 바뀌면서 몸이 자연스레 더 많이 움직이게 된 결과였다.

디지털 시대 현대인의 비만은 단순히 개인의 의지력 부족만으로는 설명할 수 없는 복합적인 현상이다. 디지털 서비스는 최소한의 노력으로 목표를 달성하려는 인간의 본능을 자극해 건강하지 못한 행동을 무의식적으로 유도한다. 우리는 이미 원격 근무, 스트리밍 서비스, 리모컨, 온라인 쇼핑, 키오스크, 모바일 결제, 드라이브 스루, 카셰어링 등 디지털 기술이 제공하는 압도적인 편리성과 접근성에 익숙해져 있다. 그에 따라 현대인의 일상 속 에너지 소비는 크게 줄어들었다.

'넛지'는 특정 환경을 미묘하게 바꿔 사람들이 더 나은 선택을 하도록 유도하는 방식을 말한다. 예를 들어, 매장 내에서 샐러드나 과일을 사람들의 눈높이에 배치하면 자연스럽게 건강한 음식의 소비가 늘어난다. 마찬가지로 피아노 계단, 아트 계단, 도전 계단, 재미있는 표지판, 걷는 즐거움을 주는 보행로 디자인 등은 사람들의 신체 활동을 자연스럽게 유도한다.

이러한 '넛지' 개념은 디지털 환경에서도 비슷하게 작용한다. 예를 들어, 배달 앱에서 건강한 음식을 메인 화면에 배치하면 건강한 메뉴의 선택 비율이 증가하고, 스마트워치에서 '일어나기' 알림이 기본값으로 설정되어 있으면 더 자주 몸을 움직이게 된다. 이처럼 디지털 기술은 어떻게 설계되고 사용되느냐에 따라 양날의 검이 될 수 있다. 엄청난 편의성을 제공하는 동시에 건강하지 못한 행동을 유발할 수 있지만, 적절한 동기 유발 요소를 결합하면 사용자 스스로 긍정적인 행동 변화를 만들어 낼 수도 있다. 따라서 현대인의 비만 문제를 개인의 나태함에만 초점을 맞추기보다는 환경 설계 관점에서 바라보고 해결책을 찾는 것이 중요하다.

이러한 맥락에서 '행동 디자인' 전략은 디지털 시대의 비만 문제를 해결하기 위한 핵심적인 접근 방식이라 할 수 있다. 행동 디자인

  알고리즘, 당신의 체중을 설계하다

은 심리학과 행동 경제학의 원리를 활용해 사람들이 더 나은 결정을 내리도록 돕는 환경을 설계하는 방법을 말한다.

행동 디자인은 미국의 지각 심리학자 제임스 깁슨(James Gibson)이 처음 제시한 '행동 유도성(Affordance)' 개념을 핵심 원리로 삼는다. 깁슨에 따르면, 행동 유도성이란 사물이 가진 형태나 특징이 특정 행동을 가능하게 하거나 유도하는 속성을 의미한다. 행동 디자인은 제품이나 환경의 물리적 디자인에 이 행동 유도성을 적용하여 사용자의 행동 변화를 이끌어 낸다. 예를 들어, 남자 화장실 소변기 안에 작은 파리 그림을 그려 넣으면, 남성들은 무의식적으로 그 그림을 겨냥하게 되어 소변이 튀는 것을 줄일 수 있다. 이는 디자인이 '겨냥하기'라는 행동을 자연스럽게 유도한 사례이다.

🔷 건강한 식습관을 위한 행동 디자인

디지털 환경은 건강에 해로운 음식을 섭취하는 데 필요한 '마찰(불편)'을 극도로 줄여 놓았고, 우리의 식습관과 관련된 무의식적인 행동 패턴을 끊임없이 형성하고 있다. 이러한 상황에서 행동 디자인은 개인이 의식적인 노력 없이도 건강한 식품을 선택하고 섭취하도록 환경을 재설계하는 효과적인 도구이다.

마찰 만들기

마찰 만들기는 특정 행동을 어렵고 번거롭게 만들어 사람들이 그 행동을 피하도록 유도하는 전략이다. 즉, 바람직하지 않은 선택을 하려면 작은 불편을 느끼게 하여 자연스럽게 행동을 바꾸도록 하는 것이다. 이 전략은 사람들이 의식적으로 생각하기보다 편한 대로 행동하려는 경향을 활용한다. 이를 건강한 식습관에 적용하자면, 마찰 만들기는 건강에 해로운 음식을 먹기 어렵게 만드는 데 중점을 둔다. 이러한 마찰 만들기 전략은 건강한 음식을 더 쉽게 먹도록 유도하는 행동 유도성 전략과 병행할 때 효과가 극대화된다.

1) 간식 접근성 낮추기

- **눈에 띄지 않는 곳에 보관하기:** 과자, 초콜릿, 탄산음료 등 건강에 좋지 않은 간식은 수납장 깊숙한 곳이나 눈에 잘 띄지 않는 곳에 보관한다. 구글 사내 식당의 사례를 보면, 사탕을 투명 용기 대신 불투명 용기에 담아 두는 것만으로도 직원들의 사탕 섭취 열량이 일주일 만에 9%나 줄었다고 한다. 가장 강력한 방법은 이러한 간식을 아예 집 안에 들이지 않는 것이다.

- **먹기 번거롭게 만들기:** 간식은 낱개 포장된 상태보다 큰 봉지 그대로 보관하는 것이 좋다. 낱개 포장된 간식은 하나씩 꺼내 먹기 쉽지만, 큰 봉지는 뜯고 다시 닫는 과정 자체가 번거로워 섭

취량을 자연스럽게 줄일 수 있다. 코넬대학교 식품브랜드연구소 소장 브라이언 완싱크(Brian Wansink)의 실험에 따르면, 낱개 포장된 초콜릿을 받은 그룹은 큰 봉지 초콜릿을 받은 그룹보다 초콜릿을 평균 45% 더 많이 먹었다. 이는 배고픔과 상관없이 나타난 결과로, 간식을 먹기 번거롭게 만드는 것이 얼마나 효과적인지 보여 준다.

2) 배달 음식 주문에 마찰 추가하기

- **배달 앱 삭제하거나 숨기기:** 스마트폰 홈 화면에서 배달 앱을 삭제하거나, 폴더 안에 숨겨 둔다. 배달 음식을 주문하기 위해 앱을 다시 설치하거나 찾아 들어가야 하는 과정 자체가 번거로워져 충동적인 주문을 막을 수 있다. 이는 행동 디자인 전문가인 니르 이얄이 제시한 '외부 트리거 제거' 이론을 실천하는 가장 직접적인 방법이다.

- **결제 정보 삭제하기:** 배달 앱에 등록된 카드 정보를 삭제한다. 주문할 때마다 카드를 찾아 결제 정보를 다시 입력해야 하므로, 주문 과정이 귀찮아져 주문 빈도가 자연스럽게 줄어들 수 있다. 이 전략은 '구매 마찰'이라는 행동 경제학 원리를 활용한 것으로, 온라인 커뮤니티나 자기 계발 서적에서도 쉽게 찾아볼 수 있는 효과적인 방법이다.

3) 식사 전 생각할 시간 만들기

- **타이머 설정하기**: 속이 허전할 때 건강에 좋지 않은 음식이 당긴다면, 15분 정도 타이머를 설정해 둔다. 이는 '충동 지연'과 '욕구의 일시적 속성'이라는 원리를 활용한 것으로, 심리학자들은 충동이 보통 15~20분 정도 지속되다가 사라진다고 말한다. 이 시간 동안 산책, 스트레칭, 심호흡 등 다른 활동에 집중하면 식욕을 억제하는 데 큰 도움이 된다. 실제로 미국 앨라배마대학교 연구에 따르면, 간식을 먹고 싶은 충동이 들 때 15분간 산책한 그룹은 그렇지 않은 그룹보다 단 음식을 먹고 싶은 욕구가 훨씬 낮아졌다.

- **한 번 더 생각하게 하는 질문 던지기**: "이것이 정말 내가 원하는 음식일까?", "이 음식을 먹으면 내 몸에 어떤 영향을 미칠까?"와 같은 질문을 스스로에게 던져 본다. 이처럼 의식적인 사고 과정을 거치면 충동적인 선택을 제어할 수 있다. 이는 '마음 챙김 식사(Mindful Eating)'와 인지행동치료(Cognitive-Behavioural Therapy)의 '사고 중지' 전략과 일치한다. 실제로 여러 연구에서 마음 챙김 식사 훈련이나 생각 멈춤 훈련을 받은 사람들은 그렇지 않은 사람들보다 고열량 음식을 덜 섭취하는 경향이 있다는 사실이 입증되었다.

건강한 대안 준비하기

건강한 식습관을 위한 행동 디자인 전략은 단순히 개인의 의지력에만 의존하는 것이 아니다. 건강한 대안을 미리 준비하여 주변 환경을 의도적으로 설계하면 자연스럽게 건강한 선택을 유도할 수 있다. 이는 넛지 이론의 '선택 설계'와 '기본값 설정' 개념을 활용하는 방법이다. 여기서 선택 설계란 사람들이 선택하는 환경을 어떻게 구성하느냐에 따라 그들의 결정이 달라질 수 있다는 것이고, 기본값 설정은 특별히 다른 노력을 기울이지 않으면 자동으로 선택되는 옵션을 미리 정해 두는 것을 말한다.

건강한 대안 준비는 바로 나 자신을 위한 선택 설계이자, 건강한 선택을 기본값으로 만드는 과정이다. 의지력이 약해지거나 바쁜 순간에 무심코 건강하지 않은 선택을 하는 것을 방지하고, 가장 손쉬운 선택이 곧 건강한 선택이 되도록 환경을 바꾸는 것이다.

1) 건강한 선택을 유도하는 선택 설계 전략

선택 설계는 건강한 선택을 더 매력적이고 쉬운 옵션으로 보이게 만들어, 사람들이 자연스럽게 그쪽으로 기울도록 유도하는 방법이다.

- **가시성 및 접근성 향상:** 건강한 음식을 가장 눈에 잘 띄는 곳에 배

치한다. 냉장고 문을 열었을 때 손질된 채소, 과일, 견과류 등이 먼저 보이도록 하는 것이다. 완싱크의 연구에 따르면, 건강한 음식을 눈높이에 둔 그룹의 가족들은 평소보다 훨씬 더 많이 건강한 간식을 섭취했다. 반면, 건강에 해로운 음식을 눈높이에 둔 가족들은 의식적으로 건강한 음식을 섭취하기 위해 더 큰 노력을 기울여야 했고, 결과적으로 건강에 해로운 간식 섭취량이 늘어났다.

- **시각적 매력 향상**: 건강한 음식을 보기 좋게 담거나 매력적인 패키지에 담아 시각적으로 더 먹음직스럽게 보이도록 한다. 예를 들어, 샐러드를 알록달록한 색감을 살려 플레이팅하거나, 건강 음료를 예쁜 병에 담는 것이다. 실제로 완싱크는 '채소 샐러드'라는 이름을 '알록달록한 정원 채소 샐러드'처럼 매력적인 이름으로 바꾸거나 예쁘게 담는 것만으로도 사람들이 건강한 음식을 더 많이 선택하고 더 맛있다고 평가한다는 사실을 발견했다. 최근에는 건강 음료, 착즙 주스, 샐러드 등이 예쁘고 세련된 디자인의 병이나 용기에 담겨 판매되는 사례가 많다. 이는 '시각적 선호'라는 인지적 편향을 활용한 전략이다.

- **선택의 단순화**: 건강한 대안을 준비하되, 선택지를 너무 많이 제공하지 않아 결정 피로를 줄인다. 예를 들어, 아침 식사 메뉴로 오트밀과 그릭 요거트 두 가지만 준비하고, 다른 옵션은 최

소화하는 것이다. 심리학자 배리 슈워츠(Barry Schwartz)의 '선택의 역설' 연구에 따르면, 너무 많은 선택지는 의사 결정의 만족도를 떨어뜨리고, 결정을 아예 미루거나 비합리적인 선택을 할 가능성을 높인다고 한다.

- **건강한 선택의 '프라이밍':** 식사 전에 샐러드를 먼저 제공하거나, 메뉴판에 건강한 메뉴를 먼저 배치해 사람들이 건강한 선택을 할 수 있도록 마음의 준비를 시키는 것도 효과적인 전략이다. 완싱크의 연구에 따르면, 뷔페에서 건강한 음식을 먼저 제공받은 사람들의 경우, 전체 식사에서 건강한 음식의 비율이 높아졌다. 또한 메뉴판 가장 위쪽에 저열량 음식인 닭가슴살 샐러드를 배치했더니 판매량이 눈에 띄게 증가했다는 사례도 있다.

2) 식사를 미리 준비하여 건강한 식단을 기본값으로 설정하기

이는 마찰 만들기의 반대 개념인 행동 유도성 전략과 연결된다. 즉, 건강한 음식을 먹는 과정의 번거로움을 줄여 자연스럽게 좋은 선택을 유도하는 것이 핵심이다. 프랑스와 미국에서 진행된 여러 연구에서도, 식사를 미리 계획하고 준비하는 것이 더 건강한 식단을 유지하는 데 효과적이라는 사실이 입증되었다.

- **미리 준비하기:** 주말에 미리 샐러드 재료를 손질하거나, 과일을

씻어 먹기 좋게 잘라 밀폐 용기에 담아 둔다. 이렇게 하면 배고
플 때 바로 건강한 음식을 먹을 수 있어, 라면이나 배달 음식을
선택할 가능성이 줄어든다.

- **도시락 싸기:** 점심으로 무엇을 먹을지 고민하며 자극적인 음식
을 선택하기보다, 아침에 건강한 도시락을 준비하면 점심 식사
의 기본값이 건강식으로 설정된다. 게다가 의사 결정의 피로를
줄여 충동적인 선택을 막는 데 매우 효과적이다.

명확한 규칙 만들기

많은 사람이 건강한 식사의 중요성을 잘 알면서도 실천에 실패
하는 이유는 온전히 의지력에만 의존하기 때문이다. 의지력은 한
정된 자원이므로, 우리는 본능적으로 더 쉽고 편한 길을 찾게 된다.
따라서 건강한 식습관을 의지력의 영역에서 시스템의 영역으로 전
환해야 한다. 이를 위해서는 '건강하게 먹기'와 같은 모호한 목표
대신, 명확하고 구체적인 규칙을 설정해야 한다. 핵심은 모호함을
없애고, 행동 목표를 구체적이고 측정 가능하며 실행할 수 있도록
만드는 것이다.

1) 무엇을 먹을지에 대한 규칙

- **규칙 1. 모든 끼니에 채소를 한 주먹 이상 포함하기:** 한 주먹이라는

  알고리즘, 당신의 체중을 설계하다

구체적인 양을 정해 두면, 즉각적으로 판단할 수 있어 실천하기가 쉽다. 영국 국민보건서비스(NHS)의 가이드라인처럼, 이러한 구체적인 기준은 건강한 식습관 형성에 효과적이다. 채소를 충분히 섭취하면 건강에 긍정적인 영향을 준다는 사실은 이미 수많은 연구를 통해 입증되었다.

- **규칙 2. 간식은 과일, 견과류, 그릭 요거트만 먹기**: 과자, 빵, 아이스크림 대신 허용되는 간식의 종류를 명확히 정하여 다른 선택지를 원천 차단한다. 이는 여러 학교나 직장에서 건강한 간식만 제공하는 정책처럼, 환경적 변화가 개인의 선택에 긍정적인 영향을 미치는 원리를 활용한 것이다.

- **규칙 3. 흰쌀밥, 흰 빵, 흰 파스타 면은 하루에 한 번만 먹기**: 정제 탄수화물 섭취를 제한하는 구체적인 횟수 기준을 설정한다. 과도한 정제 탄수화물 섭취가 비만, 당뇨병 등을 유발하는 부정적인 영향은 널리 알려져 있다. 이 규칙은 정제 탄수화물을 완전히 끊기 어려운 사람에게 현실적인 대안을 제시한다.

- **규칙 4. 음료는 물, 아메리카노, 차 종류만 마시기**: 설탕이 첨가된 음료(가당 음료)는 액체 형태로 설탕이 빠르게 흡수되기 때문에 체중 증가, 비만, 제2형 당뇨병, 심혈관 질환 등 다양한 건강 문제를 초래한다. 허용되는 음료 목록을 정해 두면 설탕이 첨가된 음료를 자연스럽게 피할 수 있다. 행동 심리학자들은 이러

한 '목록 정하기' 전략이 습관 형성 초기 단계에 매우 효과적이라고 말한다.

2) 언제, 어디서 먹을지에 대한 규칙

- **규칙 5. 밤 9시 이후에는 물을 제외하고 아무것도 먹지 않기**: 야식 섭취를 막는 가장 단순하면서도 강력한 규칙이다. 이는 시간제한 식이요법의 한 형태로, 야간 음식 섭취가 건강에 미치는 부정적인 영향을 방지하는 데 도움을 준다. 2017년 국제 학술지《셀 메타볼리즘(Cell Metabolism)》에 실린 연구는 이러한 시간제한 식이요법의 긍정적인 효과를 보여 준다.

- **규칙 6. 음식은 반드시 식탁에 앉아서만 먹기**: TV나 스마트폰을 보면서 무의식적으로 먹는 것을 방지하고 식사 자체에 집중하게 한다. 이는 마음 챙김 식사의 핵심 원칙 중 하나로, 식사에 집중하지 않으면 포만감을 제대로 느끼지 못해 필요 이상으로 많이 먹게 되는 것을 막아 준다.

3) 어떻게 먹을지에 대한 규칙

- **규칙 7. 식사 전에 물 한 컵(200ml) 먼저 마시기**: 가벼운 포만감을 주어 과식을 예방하는 간단한 행동 규칙이다. 2015년《오비시티(Obesity)》에 발표된 연구에 따르면, 식사 30분 전에 500ml의

     알고리즘, 당신의 체중을 설계하다

물을 마신 그룹은 그렇지 않은 그룹보다 12주 동안 평균 1.3kg 더 체중을 감량했다. 특히 끼니마다 물을 마신 참가자들은 더 큰 체중 감소 효과를 보였다.

- 규칙 8. 원래 쓰던 밥그릇보다 작은 그릇 사용하기: 이는 '델뵈프 착시(Delboeuf illusion)'라는 시각적 착시 현상을 활용한 행동 유도 전략이다. 같은 양의 음식이라도 작은 그릇에 담으면 상대적으로 많아 보여, 심리적으로 충분히 먹었다고 느끼게 되므로 자연스럽게 섭취량을 줄일 수 있다.

🔷 신체 활동 증진을 위한 행동 디자인

디지털 시대의 비만 예방 전략에서 신체 활동 증진은 단순한 열량 소모를 넘어서는 중요한 의미를 지닌다. 규칙적인 신체 활동은 좌식 생활의 부작용을 상쇄하고, 대사 및 호르몬 건강을 유지하며, 건강한 행동 패턴을 강화하는 핵심 축이다.

많은 사람이 운동이 몸에 좋다는 것을 잘 알면서도 꾸준히 실천하지 못하는 이유는 단순히 의지가 부족해서가 아니라, 행동을 방해하는 다양한 심리적·환경적 요인들이 존재하기 때문이다.

행동 디자인은 이러한 문제를 해결하는 효과적인 접근 방식이다. 단순히 '운동을 해야 한다'라는 메시지를 전달하는 것을 넘어, 사람들이 자연스럽게 더 많이 움직일 수밖에 없는 환경과 선택 구조를 만드는 방법이다. 이는 디지털 시대의 비만 문제를 해결하고 국민 건강을 증진하는 데 필수적인 전략이다.

운동 스낵 즐기기

운동은 꼭 1시간 이상 땀을 흘려야만 하는 것이 아니다. 최근 운동 생리학 연구에서는 짧고 자주 하는 운동이 장시간 앉아 있는 생활의 부작용을 줄이는 데 효과적이라고 말한다. 이러한 운동을 '운동 스낵(Exercise Snack)'이라고 부르며, 과자를 먹듯이 짧은 시간 동안 틈틈이, 간편하게 하는 고강도 운동을 의미한다. 오랜 시간 한 번에 몰아서 운동하는 것이 부담스러운 사람들에게 효과적인 접근법이다.

1) 구체적인 적용 방법

- **직장/학습 환경**: 1시간마다 5분씩 일어나서 스트레칭을 하거나, 계단을 오르는 규칙을 만든다. 전화를 받을 때는 서서 통화하고, 일부러 다른 층에 있는 화장실을 이용하는 것도 좋다. 실제로 많은 기업이 직원들의 건강 증진을 위해 서서 일하는 책상을 도입하거나, 계단 이용을 권장하는 캠페인을 벌이고 있다.

- **집**: TV 광고가 나올 때마다 제자리걸음이나 간단한 스쾃을 한다. 설거지하는 동안 까치발 들기, 양치질하는 동안 벽에 기대어 스쾃 자세 유지하기 등을 일상에서 쉽게 실천할 수 있다. 미국의 행동 경제학자 댄 히스(Dan Heath)가 저서 《스위치》에서 강조한 '작은 승리'처럼, 이러한 작은 행동들은 성공 경험을 제공하여 더 큰 운동 습관으로 이어지는 동기 부여가 된다.
- **일상생활**: 버스에서 목적지보다 한 정거장 먼저 내려 걷거나, 주차장에서 가장 먼 곳에 주차하여 걷는 거리를 늘린다. 이는 부수적 신체 활동의 좋은 예시로, 계획적인 운동이 아니더라도 일상적인 활동량을 늘려 건강을 증진하는 효과적인 전략이다.

2) 운동 스낵의 효과

- **신체적 효과**: 짧은 고강도 운동은 혈당 수치를 조절하고, 심폐 기능을 향상하며, 집중력을 높이는 데 도움이 된다.
- **습관 형성 용이**: 운동을 해야 할 의무가 아닌, 활력을 주는 간식처럼 여기게 되어 꾸준한 실천을 유도하고 자연스럽게 습관으로 만들 수 있다.

기술을 역이용하기

스마트폰과 각종 디지털 기기는 우리를 앉아 있게 만드는 주범이지만, 어떻게 활용하느냐에 따라 훌륭한 운동 파트너가 될 수 있다. 기술을 아예 끊어 내는 것이 아니라, 우리를 끌어당기는 기술의 힘을 건강한 방향으로 전환하는 것이 핵심 전략이다.

1) 알람 및 알림 설정

1시간마다 일어나 스트레칭을 하라는 알람을 설정하거나, 특정 시간대에 운동하라는 알림을 받도록 설정한다. 이는 일상생활 속에서 짧은 시간의 활동을 지속하게 하는 데 도움이 된다.

2) 피트니스 앱/웨어러블 기기 활용

스마트워치나 피트니스 앱으로 걸음 수, 심박수, 소모 열량 등을 측정하며 활동량을 시각적으로 확인하고 목표를 설정한다. '친구와 함께하는 걸음 수 대결' 같은 게임 요소를 활용하면 동기 부여에 더 효과적이다.

3) 운동 콘텐츠 소비

유튜브나 넷플릭스에서 운동 콘텐츠를 시청하며 따라 하는 홈 트레이닝은 시간과 장소의 제약을 극복하고 운동을 지속하게 하는 효과적인 방법으로, 여러 연구에서 긍정적인 결과를 보였다. 또한 닌텐도 스위치 같은 피트니스 게임은 운동을 즐거운 경험으로 만

 알고리즘, 당신의 체중을 설계하다

들어 동기를 높이는 데 큰 역할을 한다.

기술은 건강 행동 변화를 위한 강력한 도구이지만, 그 자체가 완벽한 해결책은 아니다. 일부 연구 결과는 디지털 기반 중재가 전통적인 대면 요법보다 덜 효과적일 수 있다고 지적한다. 따라서 전문가의 적극적인 개입, 개별화된 교육 및 피드백이 함께 이루어져야 기술을 통한 변화가 더 효과적일 수 있다.

공간 분리하기

우리의 행동은 환경의 영향을 크게 받는다. 특정 행동(예: 휴식, 업무)과 관련된 공간을 분리하여 다른 활동(예: 신체 활동)이 자연스럽게 일어나도록 유도할 수 있다. 이는 물리적 환경이 인간의 행동에 미치는 영향을 적극적으로 활용하는 접근 방식이다.

1) 업무 공간과 휴식 공간 분리하기

재택근무를 할 때 침실이 아닌 별도의 공간에서 일하고, 식사는 반드시 식탁에서만 하도록 한다. 이렇게 공간을 분리하면 각 공간에 맞는 행동에 더 집중할 수 있다. 2023년에 발표된 한 연구에 따르면, 공간 분리가 재택근무자의 업무 몰입도와 생산성을 높이는 데 긍정적인 영향을 미치는 것으로 나타났다.

2) 운동 공간 마련하기

거실 한쪽에 요가 매트나 간단한 운동기구를 항상 놓아 두는 것도 좋은 방법이다. 눈에 잘 띄는 곳에 운동 도구가 있으면 운동을 시작하기가 한결 수월해진다.《습관의 힘》의 저자 찰스 두히그(Charles Duhig)는 습관의 3단계(신호-반복 행동-보상) 중 '신호'의 중요성을 강조한다. 이 경우, 눈에 보이는 요가 매트나 운동기구가 운동을 시작하게 하는 강력한 신호가 된다.

3) 의도적으로 불편하게 만들기

TV 리모컨을 소파 옆이 아닌 TV 옆에 두거나, 스마트폰 충전기를 침대에서 먼 곳에 두는 등 의도적으로 몸을 움직여야만 하는 상황을 만든다. 이는 행동 경제학적 원리를 활용하여 신체 활동을 늘리는 매우 실용적이고 효과적인 방법이다. 이러한 작은 불편함은 건강한 습관을 형성하는 강력한 계기가 될 수 있다.

이 세 가지 전략은 따로 적용해도 효과가 있지만, 결합하면 훨씬 더 강력한 효과를 발휘한다. 하루 동안 앉아 있는 시간을 줄이고, 운동을 '따로 시간을 내서 하는 활동'이 아니라 일상생활 속 자연스러운 습관으로 만들 수 있다.

  알고리즘, 당신의 체중을 설계하다

수면의 질 향상을 위한 행동 디자인

수면 부족은 비만을 유발하는 생물학적 메커니즘을 직접적으로 자극하며, 디지털 기기는 바로 그 수면을 방해하는 가장 큰 요인으로 꼽힌다. 디지털 시대의 생활 방식은 이처럼 수면 부족과 비만을 연결하는 강력한 악순환의 고리를 만든다.

'이제부터 일찍 자야지'라는 결심은 '오늘까지만 유튜브 보고 자야지'라는 유혹 앞에서 쉽게 무너진다. 우리의 의지력은 한정된 자원이지만, 디지털 서비스의 알고리즘은 사용자의 관심을 최대한 오래 붙잡아 두도록 정교하게 설계되어 있기 때문이다. 개인의 의지력만으로는 거대 기술 기업의 행동 심리학 전략을 이겨 내기 어렵다.

디지털 시대에 건강을 지키기 위해서는 단순히 덜 먹고 더 많이 움직이는 것 이상의 전략이 필요하다. 특히 수면은 식단과 운동의 효과를 극대화하거나 무력화할 수 있는 가장 기본적인 건강의 초석이다. 따라서 건강한 수면을 더 쉽고 매력적인 선택으로 만드는 행동 디자인 전략이 필수적이다. 이는 거창한 계획이 아니라, 작지만 강력한 환경 설계와 습관 형성에 초점을 맞춘다.

디지털 일몰 실천하기

우리 뇌는 활동 모드에서 수면 모드로 전환하는 데 어느 정도 시간이 필요하다. 잠들기 직전까지 소셜 미디어를 확인하거나 자극적인 영상을 시청하면, 뇌가 계속 깨어 있어 숙면을 방해받기 쉽다.

'디지털 일몰(Digital Sunset)'은 실제 해가 지면 어두워지듯, 잠들기 전에는 디지털 기기 사용을 멈추고 심리적·신체적 이완 상태로 전환하는 수면 준비 의식이다. 즉, 뇌에 '이제 잘 시간이야'라는 명확한 신호를 보내는 것이다.

디지털 일몰을 실천하기 위한 구체적인 행동 디자인 전략은 다음과 같다.

1) 일몰 시각 정하기

잠자리에 들기 최소 1~2시간 전을 디지털 기기 사용 마감 시각으로 정한다. 예를 들어, 밤 11시에 잔다면 9시나 10시부터는 모든 스크린을 끄는 것이다.

이 규칙은 수면의 질과 생체 리듬에 관한 여러 연구에서 효과가 입증된 핵심 전략이다. 디지털 기기에서 방출되는 블루 라이트가 멜라토닌 분비를 억제해 수면에 부정적인 영향을 미치기 때문이다. 실제로 2014년 《미국 국립과학원회보(Proceedings of the National Academy of Sciences)》에 발표된 논문에 따르면, 밤에 전자책을 읽은

 알고리즘, 당신의 체중을 설계하다

사람들은 종이책을 읽은 사람들보다 멜라토닌 분비가 늦어지고, 다음 날 아침 더 큰 피로를 느꼈다고 한다.

미국 국립수면재단을 비롯한 다수의 건강 단체와 수면 전문가들은 양질의 수면을 위해 잠자리에 들기 전 스크린 금지 시간을 가질 것을 강력히 권장한다.

2) 대체 활동 만들기

스크린을 끄고 난 뒤 남는 시간을 어떻게 보낼지 미리 정해 두는 것이 좋다. 대체 활동이 없으면 다시 스마트폰을 집어 들기 쉽기 때문이다. 따뜻한 물로 샤워하기, 가벼운 스트레칭, 명상, 일기 쓰기, 종이책 읽기, 차분한 음악이나 팟캐스트 듣기 등 몸과 마음을 이완시킬 수 있는 활동이 좋다. 이러한 활동은 불면증 치료에 효과적인 인지행동치료에서도 필수적으로 권장하는 방법이다. 잠자리에 들기 전 스크린을 끄고 이완 활동을 하면, 뇌가 진정되어 더 쉽게 잠들 수 있기 때문이다.

3) 알림 차단하기

스마트폰의 방해 금지 모드나 집중 모드를 활용해 정해진 시간이 되면 자동으로 모든 알림이 차단되도록 설정한다.

2016년 《플로스 원(PLOS ONE)》에 발표된 연구에 따르면, 스마트폰의 알림이나 진동은 수면 주기를 방해하고, 깊은 잠을 가로막는 것으로 나타났다. 따라서 알림을 차단하는 것은 수면의 질을 높이는 데 직접적인 영향을 미치는 전략이다.

침실을 '폰 없는 공간'으로 만들기

침대에서 스마트폰을 사용하는 습관이 반복되면, 뇌는 침대를 자극과 정보가 넘쳐나는 공간으로 인식하게 된다. 이는 침실과 수면 사이의 심리적 연결 고리를 약화시켜 불면을 유발할 수 있다. 침실을 폰 없는 공간(No-Phone Zone)으로 만드는 것은 침실의 목적을 오직 수면과 휴식으로 한정하여, 뇌가 '침실은 잠자는 곳'이라는 공식을 확실하게 인지하도록 돕는 강력한 환경 설계 전략이다.

1) 전용 알람 시계 구매하기

알람 때문에 어쩔 수 없이 스마트폰을 침실에 둬야 한다는 가장 큰 장애물을 없애야 한다. 저렴하고 간단한 자명종 시계를 구매해 침실에 두는 것이 가장 확실한 첫걸음이다. 이는 디지털 미니멀리즘과 수면 위생을 실천하는 핵심적인 방법이다. 미국 국립수면재단 역시 수면의 질을 높이기 위해 침실과 스마트폰을 분리할 것을 강력히 권장한다.

　알고리즘, 당신의 체중을 설계하다

2) 스마트폰 충전 구역 지정하기

거실이나 서재 등 침실 밖의 특정 장소를 밤새 스마트폰을 충전하는 전용 구역으로 지정한다. 디지털 일몰 시각에 맞춰 스마트폰을 그곳에 두고 침실에 들어가는 것을 규칙으로 만든다. 여러 연구에 따르면, 침실에 스마트폰을 두는 사람들은 그렇지 않은 사람들보다 수면의 질이 낮고, 불안감과 수면 중 각성 횟수가 더 많았다. 스마트폰은 그 존재만으로도 수면을 방해하는 요소가 될 수 있음을 보여 주는 결과이다.

3) 마찰력 활용하기

스마트폰이 손에 닿지 않는 곳에 있으면 한밤중에 잠이 깨거나 아침에 눈을 뜨자마자 무의식적으로 폰을 확인하려는 충동을 효과적으로 막을 수 있다. 손이 쉽게 닿지 않는 곳에 두는 작은 불편함이 건강한 습관을 지키는 방어막이 되어 준다. 이는 행동 경제학적 원리를 적용해 수면의 질을 높이는 매우 효과적인 방법이다.

화면 설정 변경하기

디지털 일몰을 실천하기 어렵거나 부득이하게 잠들기 전까지 스크린을 봐야 한다면, 피해를 조금이라도 줄이는 '피해 완화' 전략이 필요하다. 블루 라이트는 우리 뇌가 낮이라고 인식하게 만들어 생체 리듬을 교란하므로, 화면 설정을 변경해 블루 라이트의 영향을 최소화하면 우리 몸의 자연스러운 수면 사이클을 보호하는 데 도움이 된다.

1) 야간 모드 자동화

대부분의 스마트폰과 컴퓨터에는 블루 라이트를 줄여 주는 기능이 내장되어 있다. 애플의 '나이트 시프트(Night Shift)', 안드로이드의 '편안하게 화면 보기', 윈도우의 '야간 모드'와 같은 기능을 일몰부터 일출까지 자동으로 켜지도록 설정한다.

야간 모드를 자동으로 설정하면 의지력에 의존하지 않고 건강한 습관을 유지할 수 있다. 밤이 되면 블루 라이트 필터를 켜는 것을 깜빡할 수 있는데, 자동화 기능을 활용하면 이러한 실수를 방지하고, 매일 밤 일관되게 수면을 보호할 수 있다.

2017년에 발표된 '사이언스온(ScienceON)' 자료에 따르면, 야간에 블루 라이트 노출을 차단한 결과, 멜라토닌 분비량이 58% 증가한 것으로 나타났다. 이는 수면을 돕는 생체 메커니즘에 도움이 된다는 의미다.

하지만 일부 연구에서는 블루 라이트 필터가 수면에 미치는 긍정적인 효과가 미미하다는 상반된 결과도 보고되었다. 이는 단순히 빛의 색을 바꾸는 것뿐만 아니라, 잠들기 전 스마트폰으로 어떤

알고리즘, 당신의 체중을 설계하다

콘텐츠(예: 자극적인 영상이나 게임)를 소비하는지가 더 중요할 수 있음을 시사한다.

2) 색온도를 최대로 따뜻하게 조정하기

설정에서 색온도를 조절할 수 있다면, 화면이 주황색으로 보일 정도로 최대한 따뜻한 색으로 설정하는 것이 좋다. 따뜻한 화면 색상은 시각적으로 편안함을 주어 눈의 피로를 줄이고, 몸과 마음이 수면 모드로 전환되도록 돕는다.

처음에는 주황색 화면이 어색하게 느껴질 수 있지만, 우리 눈은 새로운 환경에 빠르게 적응한다. 이러한 적응 과정을 거치면 오히려 눈이 편안함을 느끼고, 건강한 수면 습관을 형성하는 데 도움이 된다.

3) 다크 모드 활용하기

다크 모드는 블루 라이트 자체를 줄이는 것보다 화면 전체의 밝기를 낮춰 눈의 피로를 줄여 주고, 어두운 환경에서 뇌에 가해지는 자극을 줄이는 데 도움이 된다. 야간 모드와 다크 모드를 함께 사용하면 더 효과적이다.

나의 디지털 습관 바로 알기 체크리스트

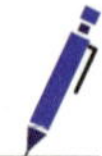

- ☑ **식습관:** 건강에 해로운 간식은 수납장 깊숙한 곳에, 손질된 채소와 과일은 냉장고 문 앞 가장 잘 보이는 곳에 두었나?
- ☑ **식습관:** '모든 끼니에 채소 한 주먹 이상 포함하기'처럼, 모호하지 않고 구체적인 나만의 식사 규칙을 만들었나?
- ☑ **신체 활동:** 1시간마다 5분씩 스트레칭을 하거나, TV 광고 시간에 제자리걸음을 하는 등 '운동 스낵'을 일상에 포함했나?
- ☑ **신체 활동:** TV 리모컨을 소파 옆이 아닌 TV 옆에 두는 것처럼, 일상에서 몸을 더 움직이도록 의도적인 불편함을 만들었나?
- ☑ **수면:** 잠들기 1~2시간 전에는 스마트폰 사용을 멈추는 '디지털 일몰'을 실천하고, 침실을 폰 없는 공간으로 만들었나?

다음 이야기

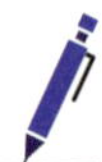

건강한 선택을 유도하도록 주변 환경과 습관을 설계했다. 그러나 우리는 스트레스, 불안, 외로움 같은 감정이 밀려올 때, 쉽게 무너지곤 한다. 마지막 단계에서는 우리 내면의 가장 큰 변수인 감정을 다스리고 마음을 챙기는 방법을 알아본다.

4단계: 감정 조절하기

- 의식적인 노력과 마음 챙김

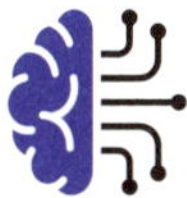

🔷 스마트폰이 앗아 간 하루

아침을 깨우는 알람을 끄자마자 지민의 손은 습관처럼 스마트폰을 집어 들었다. 밤사이 무슨 일이 있었는지 궁금해 인스타그램 스토리를 훑고, 틱톡 추천 영상을 몇 개 보다 보면 어느새 30분이 훌쩍 지나 등교 준비는 늘 촉박했다.

강의 시간에도 스마트폰은 쉴 새 없이 진동했다. 친구가 보낸 밈, 쇼핑 앱의 "오늘만 특가" 알림, SNS의 '좋아요'와 댓글 알림까지. 중요한 연락일지도 모른다는 생각에 매번 확인했지만, 정작 놓쳐서는 안 될 알림은 하나도 없었다.

수업이 끝나고 도서관에서 리포트를 쓰던 지민은 잠시 SNS를 켰다가 고등학교 동창의 해외여행 사진과 동기의 인턴 합격 소식을 연달아 보게 되었다. "난 지금 뭐 하고 있는 거지?" 미묘한 무기력감이 서서히 가슴속에 스며들었다.

집에 돌아와서는 "딱 5분만 봐야지."라며 틱톡을 켰다. 웃긴 영상, 먹방, 챌린지, 메이크업 팁 등 영상은 끝없이 이어졌고, 정신을 차려 보니 새벽 1시였다. 과제는 아직 시작도 못 했다. "오늘 하루는 대체 어디로 간 거야?" 머릿속이 멍해졌다.

며칠 뒤, 친구를 만나러 가던 길. 횡단보도 신호를 기다리며 무심코 스마트폰을 들여다보던 지민은 신호가 바뀐 줄도 모른 채 화면에 빠져 있었다. 뒤늦게 알고 뛰어 건너려던 순간, 차에 치일 뻔했다. 운전자는 경적을 울리며 불같이 화를 냈고, 지민은 창피함에 얼굴이 화끈 달아올랐다. "아, 이러다 진짜 큰일 나겠어!"

그날 밤, 지민은 스마트폰의 화면 사용 기록을 확인해 보았다. 무려 7시간 25분. 그 대부분이 SNS와 숏폼 영상 시청이었다. "내 하루의 3분의 1을 스크롤만 하면서 보냈네." 시간 낭비를 했다는 허무함과 상대적 박탈감에 순간 깨달음을 얻은 지민은 마침내 변화를 결심했다. 바로 디지털 디톡스였다.

오늘날 디지털 기술은 우리 삶의 모든 영역에 깊숙이 자리 잡고 있다. 그러나 기술이 가져다주는 편리함 뒤에는 과도한 기기 사용

 알고리즘, 당신의 체중을 설계하다

에 따른 부작용도 늘고 있다. 정신적 피로, 시간 낭비, 신체적 문제 등을 호소하는 사람들이 많아지면서, 디지털 디톡스에 대한 관심도 높아졌다. 이제 디지털 디톡스는 더 건강하고 생산적인 삶을 위한 중요한 선택이 되고 있다.

특히 디지털 시대의 건강은 새로운 도전에 직면해 있다. 과도한 디지털 기기 사용은 비만율 증가의 주요 원인 중 하나로 지목되기도 한다. 이러한 문제를 해결하려면 의식적인 노력과 마음 챙김을 통해 디지털 웰빙을 구축하는 것이 중요하다. 이는 단순히 디지털 기기 사용 시간을 줄이는 수준을 넘어서 기술과의 관계를 근본적으로 재정립하고 건강한 삶의 주도권을 되찾는 과정이다. 따라서 디지털 디톡스는 단순한 유행이 아니라, 현대 사회를 살아가는 우리가 더 나은 삶을 위해 반드시 고민해야 할 필수 과제이다.

디지털 미니멀리즘과 마음 챙김의 융합: 의도적 삶을 위한 4주 디지털 디톡스 챌린지

오늘날 우리는 놀라운 기술 덕분에 언제 어디서든 다른 사람들과 쉽게 연결될 수 있다. 하지만 그 편리함 뒤에는 여러 문제가 숨어 있다. 끊임없이 울리는 알림과 넘쳐나는 정보는 우리를 지치게

하고 집중력을 떨어뜨린다. 이러한 '테크노스트레스(Technostress)'
는 불안감을 불러일으키기도 한다. 습관적으로 스마트폰을 확인하
고, 심지어 진동이 울리지도 않았는데 울렸다고 착각하는 등 디지
털 기기에 중독된 사람도 많다. 이 같은 현상은 단순한 불편함을 넘
어, 우리의 정신 건강과 삶의 만족도를 떨어뜨리는 요인이 되고 있
다. 이런 디지털 과부하 문제를 해결하기 위한 두 가지 방법이 주목
받고 있다.

첫 번째는 '디지털 미니멀리즘'이다. 이는 기술을 무작정 피하는
것이 아니라, 삶에 꼭 필요한 가치에 집중하기 위해 기술을 의도적
으로 사용하는 것이다. 칼 뉴포트가 제안한 이 방법은 단순히 디지
털 기기 사용을 줄이는 것을 넘어, 삶의 주도권을 되찾는 것을 목표
로 한다.

두 번째는 '마음 챙김'이다. 이는 현재 순간에 온전히 집중하고,
자기 생각과 감정을 있는 그대로 받아들이는 심리 기술이다. 디지
털 자극에 흔들렸던 마음의 균형을 회복하고 내면의 평화를 찾는
데 도움을 준다.

칼 뉴포트의 구조적이고 의도적인 접근법과 마음 챙김의 내면적
인식 훈련을 결합한 구체적인 '4주 디지털 디톡스 챌린지' 프로그
램을 소개한다. 이 프로그램의 핵심 목표는 단순히 기술을 멀리하
는 것이 아니라, 자신의 가치에 따라 기술을 의식적으로 사용하는

 알고리즘, 당신의 체중을 설계하다

새로운 관계를 정립하는 것이다.

준비 단계: 습관 돌아보기와 목표 정하기

성공적인 디지털 디톡스를 위해서는 시작하기 전에 먼저 자신의 습관을 파악하고 분명한 목표를 세우는 것이 중요하다. 다음 단계들을 따라 준비해 본다.

1) 나만의 목표 정하기

먼저, 스스로에게 질문을 던져 본다. "나의 삶에서 가장 중요한 것은 무엇인가?" 이 질문에 대한 답(예: 가족과의 유대, 자기 계발, 취미 생활 등)을 통해 자신의 가치를 명확히 정할 수 있다. 이것이 바로 디지털 디톡스를 시작하는 가장 중요한 이유이자 목표가 된다.

2) 현재 습관 진단하기

'나의 기술 사용 현황 진단표'를 작성해 본다(〈표 1〉 참고). 일주일 동안 스마트폰으로 무엇을 했는지, 어떤 앱을 얼마나 오래 썼는지 기록해 보는 것이다. 이 과정을 통해 평소 무의식적으로 반복하던 디지털 습관을 객관적으로 파악할 수 있다. 이는 디지털 디톡스의 첫걸음이자, 자신의 현재를 인식하는 마음 챙김의 중요한 연습이 된다.

표 1. 나의 기술 사용 현황 진단표

주요 앱/서비스	일일 평균 사용 시간	사용하는 주된 목적 (생산성, 소통, 오락, 습관 등)	사용 후 느끼는 감정 (만족, 피로, 죄책감 등)
예) 인스타그램	1시간 30분	다른 사람의 근황 확인, 시간 보내기	피로, 시간 낭비에 대한 죄책감
예) 유튜브	2시간	휴식, 영상 시청	만족감, 동시에 과도한 시간 소비에 대한 후회

표 2. 디지털 정돈 대상 기술 목록

중단할 기술/앱	중단 결정 이유	대체할 오프라인 활동이나 도구
예) 소셜 미디어 앱	불필요한 비교와 피로감 유발	친구에게 직접 전화하기, 만남 계획하기
예) 영상 스트리밍	과도한 시간 소비와 수면 방해	독서, 요리, 산책, 공예 활동 등

알고리즘, 당신의 체중을 설계하다

3) 잠시 멈출 기술 목록 만들기

앞서 정한 자신의 가치를 기준으로, 30일간 사용을 멈출 기술들을 정해 본다(〈표 2〉 참고). 업무나 가족과의 필수적인 소통(전화, 문자)은 제외하고, 습관적으로 시간을 낭비하게 만드는 SNS, 뉴스 앱, 유튜브, 넷플릭스 등을 목록에 올리는 것이 좋다.

4) 대체 활동 계획하기

디지털 기기 없이 보낼 시간을 무엇으로 채울지 미리 생각해 둔다. 자신의 가치와 연결된 활동이라면 더 좋다. 예를 들어, 악기 연주, 외국어 공부, 가족이나 친구와 얼굴 보고 대화하기, 독서, 매일 30분 산책, 음악 감상, 뜨개질 등이 좋은 대체 활동이 될 수 있다. 미리 계획을 세워 두면, 디지털 기기가 없는 시간이 지루하게 느껴지지 않고 더 의미 있게 채울 수 있다.

5) 주변 사람에게 알리기

챌린지 시작을 주변 사람에게 알리고 도움을 요청한다. "한 달 동안 SNS를 안 하려고 해."라고 말하는 것만으로도 주변의 이해와 협조를 얻을 수 있다. 이렇게 사회적 지지 시스템을 만들어 두면, 혼자 힘들어하지 않고 챌린지에 성공할 가능성이 훨씬 높아진다.

1주차: 디지털 단식으로 마음의 평화 찾기

첫째 주는 디지털 기기와의 연결을 끊고, 그동안 놓쳤던 내 감정과 마주하는 시간이다. 기술이 없는 삶에 천천히 적응하며 마음의 안정을 찾아가는 데 집중한다.

1) 디지털 단식 시작하기

디지털 디톡스를 위해 미리 선정해 둔 앱들을 과감하게 삭제하거나 잠시 비활성화한다. SNS, 뉴스 앱 등 습관적으로 보던 앱들을 모두 숨기는 것이다. 그리고 스마트폰의 모든 알림을 꺼 둔다. 이메일도 하루에 정해진 시간에만 확인하는 등 나만의 규칙을 만들어 본다.

2) 아침 마음 챙김으로 하루 시작하기

아침에 눈을 뜨자마자 스마트폰을 확인하던 습관을 멈춘다. 대신 5~10분간 조용히 앉아 호흡에 집중하는 시간을 갖는다. 깊게 숨을 들이쉬고 내쉬면서 현재의 감각에 집중해 보는 것이다. 그리고 오늘 하루를 어떻게 보낼지 차분히 생각해 본다. 이 작은 변화가 하루의 방향을 긍정적으로 바꿔 줄 것이다.

3) 디지털 유혹, 파도처럼 흘려보내기

스마트폰을 확인하고 싶은 강한 충동이 느껴질 때, 그 감정을 억지로 누르거나 무시하지 않는다. 대신 그 충동에 이름을 붙여 본다. 예를 들면 '아, 내가 지금 인스타그램을 보고 싶어 하는구나'라고 마음속으로 조용히 말해 주는 것이다.

그리고 그 충동을 마치 파도처럼 상상해 본다. 파도는 반드시 정점을 찍고 사라진다. 호흡에 집중하면서 이 충동이라는 파도가 내 마음을 어떻게 휩쓸고 지나가는지 가만히 관찰한다. 신기하게도 2~3분만 참고 기다리면 그 충동은 자연스럽게 약해진다. 이처럼 충동에 저항하기보다는 그저 알아차리고 흘려보내는 연습을 하는 것이 중요하다.

2주차: '나'를 위한 시간, 고독과 의미 있는 활동 찾기

1주차에 디지털 기기를 멀리하는 연습을 했다면, 2주차에는 그 빈자리를 의미 있는 활동으로 채우는 데 집중한다. 혼자만의 시간을 소중히 여기고, 삶의 만족도를 높이는 활동을 찾아본다.

1) 고독의 가치 발견하기

일부러 혼자 있는 시간을 만들어 본다. 스마트폰 없이 산책하고, 조용히 생각에 잠기거나, 자신에게 편지를 써 보는 것도 좋다. 잠시 외부의 소음을 차단하고 내면의 목소리에 귀를 기울이는 시간을 갖는 것은 생각보다 큰 힘이 된다.

2) 여가의 질 높이기

단순히 시간을 때우는 활동 대신, 무언가를 직접 만들거나 배우는 활동에 시간을 투자해 본다. 요리, 뜨개질 같은 취미부터 책 읽기, 운동 등 작은 성취감을 주는 활동이라면 무엇이든 좋다. 이러한 활동들은 삶의 만족도를 높이고, 디지털 기기에 의존하지 않아도 충분히 행복할 수 있다는 사실을 느끼게 해 준다.

3) 한 가지에 온전히 몰입하기

어떤 활동을 하든지 그 순간에 온전히 집중한다. 책을 읽을 때는 내용과 종이의 감촉에, 산책할 때는 발바닥에 닿는 땅의 느낌과 주변 풍경, 소리에 주의를 기울인다. 다른 생각이 떠오르면, 그 생각을 억누르지 말고 그저 '떠올랐구나' 하고 알아차린 뒤 다시 지금 하는 활동으로 주의를 돌린다.

4) 지루함과 친해지기

아무것도 할 일이 없어 지루함이 찾아오면, 곧바로 다른 자극을 찾으려 하지 말고 그 감정을 그냥 느껴 본다. 지루함은 종종 우리가

　　　　　　　　알고리즘, 당신의 체중을 설계하다

진정으로 원하는 것이 무엇인지, 내면의 목소리가 무엇을 말하는지 알려 주는 소중한 기회가 된다. 이 시간을 통해 생각지도 못했던 새로운 아이디어가 떠오르거나 창의성이 발현될 수도 있다.

3주차: 관계를 재정립하고 깊은 대화 나누기

3주차에는 디지털 기기 없이도 주변 사람들과 더 깊이 연결되는 방법을 배우는 데 집중한다. '좋아요'나 이모티콘 같은 짧고 가벼운 소통이 아니라, 진심이 담긴 대화를 통해 관계를 회복해 본다.

1) 대화의 깊이 되찾기

이제는 '좋아요'나 짧은 댓글 대신 직접 대화하는 연습을 해 본다. 메시지나 메신저는 정해진 시간에만 확인하고, 불필요한 단체 대화방은 정리해도 좋다. 이렇게 하면 메시지에 끌려다니지 않고 내 시간을 더 주도적으로 사용할 수 있다.

2) 화면 없는 시간 만들기

가족이나 친구들과 함께할 때는 스마트폰을 멀리 두는 시간을 정해 본다. 예를 들어, 식사 시간만이라도 모두 스마트폰을 치워 두고 온전히 서로에게 집중하는 것이다. 이렇게 오프라인에서 서로 얼굴을 마주하고 나누는 대화는 관계를 훨씬 더 깊게 만들어 준다.

3) 진심으로 경청하기

누군가와 대화할 때는 다음에 무슨 말을 할지 미리 생각하지 말고 상대방의 말에 온전히 집중한다. 상대방의 표정, 말투, 감정까지 세심하게 살펴보며 들으면 더 깊이 공감할 수 있다. 판단하지 않고 그저 들어 주는 것만으로도 대화의 질이 달라지고 관계가 훨씬 좋아진다.

4주차: 새로운 습관 만들기

마지막 4주차에는 지난 30일간의 경험을 돌아보고, 새롭게 형성한 좋은 습관을 계속 이어 가는 방법을 배운다. 이제부터는 기술의 주인이 되어, 내 삶에 도움이 되는 방식으로만 디지털 기기를 사용하게 될 것이다.

1) 30일간의 변화 돌아보기

성찰 일지를 작성하며 지난 한 달간의 변화를 기록한다(〈표 3〉 참고). 디지털 디톡스 전후로 나의 습관, 마음 상태, 시간 사용 방식이 어떻게 달라졌는지 살펴본다. '30일간의 변화 기록 및 성찰 일지'를 통해 무엇이 가장 좋았는지, 어떤 순간이 어려웠는지 기록하면서 앞으로도 계속 유지하고 싶은 습관을 발견할 수 있다.

   알고리즘, 당신의 체중을 설계하다

주차	주요 변화 (새로운 습관, 성취 등)	마음 챙김 실천 (명상, 충동 서핑)	느낀 점 (감정, 생각의 변화)
1주차	예) 아침 루틴 변경 (폰 대신 명상)	스마트폰 충동 서핑 3회 성공	처음엔 불안했지만, 폰 없이도 괜찮다는 자신감 획득
2주차	예) 산책 시작(주 3회), 책 1권 완독	산책 중 마음 챙김 연습	여유 시간의 즐거움과 집중력 향상 체감
3주차	예) 친구와 직접 만나 대화	충동 서핑 시 충동의 강도가 줄어듦	온라인 관계와 오프라인 관계의 질적 차이 인식
4주차			

표 4. 가치 기반 기술 재도입 계획표

재도입할 기술/앱	명확한 사용 목적	사용 시기 및 시간 규칙	이 기술을 사용하지 않을 때의 대안
예) 카카오톡 메신저	가족/친구와의 긴급 소통	하루 2회(점심시간, 저녁) 각 15분 이내로 확인	직접 전화하기, 만남 계획하기
예) 인스타그램	직업적 포트폴리오 관리	주 1회, 30분 이내로 사용	오프라인 모임 참여, 포럼 활동

2) 기술을 어떻게 다시 사용할지 정하기

30일 동안 멀리했던 기술들을 다시 일상에 들여놓기 전에, 어떤 기술이 내 삶에 꼭 필요했는지, 어떤 것이 없어도 괜찮았는지 신중하게 평가해 본다. 그리고 다시 사용할 기술에는 분명한 목적과 사용 규칙을 정하는 것이 중요하다(〈표 4〉 참고). 이제는 기술에 끌려다니지 않고, 내가 필요한 만큼만 선택적으로 사용하는 것이다.

3) 새로운 습관을 일상에 더하기

30일 동안 새롭게 발견한 좋은 습관들을 앞으로도 꾸준히 실천해 나간다. 예를 들어 매일 아침 마음 챙김 명상을 하거나, 저녁에 스마트폰 대신 책을 읽는 새로운 습관을 이어 가는 것이다. 이러한 작은 변화들이 자리를 잡으면, 디지털 디톡스가 한 달짜리 이벤트로 끝나지 않고, 더 건강하고 균형 잡힌 삶을 위한 장기적인 변화로 이어질 수 있다.

지속을 위한 장기 실천 방안

4주간의 디지털 디톡스 챌린지는 일회성 이벤트가 아니라, 의도적인 삶을 위한 꾸준한 자기 관리의 시작점이다. 디톡스 효과를 유지하는 방안은 다음과 같다.

　알고리즘, 당신의 체중을 설계하다

1) 정기적으로 디지털 정리하기

새로운 앱과 서비스가 끊임없이 생겨나기 때문에, 분기별 또는 반기별로 디지털 정리 과정을 반복하는 것이 좋다. 새로 다운받은 앱이나 기술이 정말로 필요한지, 아니면 불필요한 혼란만 가져오는지 점검한다. 이렇게 정기적으로 관리하면 디지털 미니멀리즘을 계속해서 실천하는 습관으로 만들 수 있다.

2) 일상에서 마음 챙김 습관 들이기

매일 정해진 시간에 명상하는 것 외에도, 일상 전반에서 마음 챙

표 5. 명상이나 마음 챙김에 도움이 되는 앱

앱 이름	주요 기능 및 특징
Headspace	명상 코스: 초급자를 위한 '명상의 기본' 코스부터 불안, 스트레스, 분노 등 특정 감정의 관리를 위한 다양한 코스를 제공한다. 게임 요소: 명상 세션 완료 시 '스트릭(Streak)'이 쌓이거나, 배지를 획득하는 등 게임화를 통해 동기를 부여한다.
Calm	수면 특화 콘텐츠: '굿나잇 스토리'와 같은 오디오 콘텐츠가 유명하며, 수면 명상, 잠을 위한 음악 등을 제공하여 수면의 질을 개선하는 데 중점을 둔다. 다양한 명상 주제: 스트레스 완화, 불안, 감사, 자기 계발 등 다양한 주제의 명상 프로그램을 제공한다.
마보(Mabo)	한국어 콘텐츠: 국내 최초로 출시된 마음 챙김 명상 앱으로, 한국인의 정서에 맞는 콘텐츠를 제공한다. 일상 속 명상: '걷기 명상', '출퇴근 명상', '식사 명상' 등 일상생활에서 쉽게 실천할 수 있는 명상을 안내한다.
Meditopia	다양한 언어 지원: 한국어를 포함해 10개 이상의 언어를 지원하며, 전 세계 사용자를 위한 광범위한 명상 콘텐츠를 제공한다. 개인 맞춤형 추천: 사용자의 기분 상태나 필요에 따라 명상 세션을 추천해 준다.

김을 연습한다. 걷거나 식사할 때, 혹은 누군가와 대화할 때 그 순간에 오롯이 집중해 보는 것이다. 이런 작은 습관들이 쌓이면 디지털 기기 없이도 내면의 평온을 스스로 찾는 힘을 기를 수 있다.

명상이나 마음 챙김을 도와주는 앱을 활용하는 것도 좋은 방법이다(〈표 5〉 참고). 이러한 앱들은 스트레스 감소, 수면 개선, 집중력 향상 등 다양한 목표에 따라 맞춤형 콘텐츠를 제공하며, 사용자의 꾸준한 습관 형성을 돕는 기능을 갖추고 있다.

3) 오프라인 활동을 더 중요하게 생각하기

4주 동안 새롭게 발견한 즐거운 오프라인 활동들을 계속 이어 나간다. 독서, 운동, 가족과의 대화처럼 삶의 만족도를 높여 주는 활동을 일상의 우선순위에 둔다. 이렇게 하면 기술의 편리함을 누리면서도, 삶의 진정한 의미와 사람들과의 깊은 연결을 놓치지 않는 균형 잡힌 삶을 살 수 있다.

결론적으로, 디지털 미니멀리즘과 마음 챙김을 함께 실천하면 현대 기술의 편리함을 포기하지 않으면서도, 기술에 휘둘리지 않는 삶을 살 수 있다. 이러한 실천을 통해 기술에 빼앗겼던 삶의 주도권을 되찾고, 의도적이고 풍요로운 삶을 향해 나아갈 수 있다.

 알고리즘, 당신의 체중을 설계하다

챌린지, 생각처럼 쉽지 않다면?

야심 차게 시작한 디지털 디톡스 챌린지가 번번이 작심삼일로 끝나는 경험, 비단 당신만의 이야기가 아니다. 많은 사람이 비슷한 좌절을 겪으며 자신의 의지력 부족을 탓하곤 한다. 하지만 정말 모든 것이 단순히 개인의 의지력 문제일까? 실제 실패 사례들을 들여다보면, 문제는 생각보다 훨씬 복합적이며 현대 사회의 다양한 구조적 특성과 심리적 요인에 깊이 뿌리내리고 있음을 알 수 있다. '디지털 단절'은 생각보다 많은 어려움을 동반하는 것이 오히려 자연스러운 과정이다.

온라인 커뮤니티와 SNS에 공유된 실제 실패 사례들을 통해, 그 이면에 숨은 진짜 이유와 극복 방안을 알아보자.

"나만 소외되는 것 같아 불안해요" - 관계 단절에 대한 두려움

1) 상황 1.

"친구들이나 동료들이 어젯밤 화제가 된 TV 프로그램, 바이럴 밈, SNS상의 이슈를 이야기할 때, 끼지 못하고 겉도는 기분이 들어요. 최신 유행을 모르면 사회적으로 뒤처지거나 무심한 사람처럼 보일까 봐 불안해요. 나도 모르게 다시 스마트폰을 열고 말았어요."

2) 구체적인 극복 방안

- **JOMO**(Joy of Missing Out) **연습하기:** 놓치는 것에 대한 두려움 (FOMO) 대신, 의도적으로 놓치는 것의 즐거움(JOMO)을 선택한다. SNS를 보지 않는 시간에 얻게 되는 나만의 고요함, 깊이 있는 사고, 현실의 대화가 주는 가치에 집중하는 연습을 한다.

- **대화 주제 현명하게 바꾸기:** 대화에 끼지 못한다고 해서 당황할 필요는 없다. "요즘 뉴스를 일부러 멀리해서 잘 몰랐네. 대신 얼마 전에 재미있게 읽은 책이 있는데…"처럼 자연스럽게 새로운 경험이나 관심사로 대화를 이끌어 본다. 사람들은 당신의 도전을 흥미롭게 생각할 것이다.

- **전략적 따라잡기 시간 설정하기:** 사회생활을 위한 최소한의 정보가 필요하다면, 일주일에 한두 번, 15분 정도 시간을 정해 두고 주요 이슈를 확인하는 '전략적 따라잡기'를 실천한다. 무분별한 웹 서핑 대신 필요한 정보만 효율적으로 얻을 수 있다.

"스마트폰 없이는 업무가 불가능해요" - 업무와 삶의 경계 붕괴

1) 상황 2.

"업무용 메신저가 개인 스마트폰에 깔려 있어서 퇴근 후나 주말에도 알림이 울려요. '확인 안 하면 나만 무책임한 사람이 되겠지?'라는 압박감에 쉴 때도 폰을 놓지 못하죠. 제 직업이 판매 담당자인지라 실시간 소통이 중요하거든요. 디지털 단절은 꿈도 못 꿀 것 같아요."

2) 구체적인 극복 방안

- **디지털 출퇴근 루틴 만들기:** 하루 업무가 끝나면 PC의 업무 관련 창을 모두 닫듯이, 스마트폰에서도 업무용 앱을 로그아웃하거나 방해 금지 모드를 설정한다. '이제 일은 끝났다'라는 명확한 경계선을 만드는 것이다.

- **팀과 소통 규칙 정하기:** 즉시 답해야 한다는 압박감은 사실 스스로 만든 불안감일 때가 많다. 팀원들과 '업무 시간 외 긴급 연락은 전화로만 하기'와 같은 규칙을 정하고 합의해 본다. 이는 당신뿐만 아니라 동료들의 연결되지 않을 권리도 지켜 주는 좋은 방법이다.

- **개인용/업무용 기기 분리하기:** 가능하다면 업무용 스마트폰을 따로 쓰는 것이 가장 좋다. 여의치 않다면 안드로이드의 '업무 프로필'이나 아이폰의 '집중 모드'를 활용해 본다. 특정 시간에는 업무 관련 앱 알림이 보이지 않게 설정하여 물리적·심리적 경계를 만드는 것이 효과적이다.

1) 상황 3.

"저는 엘리베이터를 기다리는 1분, 커피가 나오는 3분, 잠들기 전 10분처럼 아주 짧은 자투리 시간만 생겨도 뭘 해야 할지 몰라 불안하고 어색해요. 이 공백을 견디지 못하고 무의식적으로, 습관적으로 스마트폰을 꺼내 들고 말지요. 특별히 볼 것도 없는데 손가락만 분주히 움직이죠."

2) 구체적인 극복 방안

- **'만약 ~하면, ~하겠다' 계획 세우기:** 특정 상황에 대한 규칙을 미리 정해 둔다. 예를 들어, "만약 잠자리에 누웠는데 잠이 오지 않으면, 스마트폰 대신 침대 옆에 둔 책을 한 페이지 읽겠다."처럼 구체적인 대안 행동을 정해 두면 무의식적인 스마트폰 사용을 막을 수 있다.

- **아날로그 주머니 만들기:** 가방에 작은 수첩, 펜, 포켓북 등을 항상 넣어 다닌다. 스마트폰 대신 쉽게 꺼내서 할 수 있는 아날로그 도구를 준비해 두는 것이 핵심이다.

- **의도적으로 '멍때리기' 연습하기:** 텅 빈 시간을 불안의 순간이 아니라, 뇌가 휴식하고 창의력이 발현되는 시간으로 여긴다. 처음

에는 1분이라도 창밖을 바라보며 아무것도 하지 않는 연습을 하다 보면, 점차 그 시간을 즐길 수 있게 된다.

✧ 감정적 허기 파악하기와 마음 챙김 식사

많은 사람이 스트레스, 불안, 외로움 같은 감정 때문에 실제로 배가 고프지 않은데도 음식을 찾게 되는 감정적 허기를 경험한다. 디지털 시대의 환경은 감정적 허기를 더 쉽게 유발하고, 배달 앱 등을 통해 즉각적인 만족을 추구하도록 만든다. 이는 신체 활동량 감소와 맞물려 비만을 더욱 부추기는 요인이 된다. 따라서 비만을 예방하려면 먼저 감정적 허기를 정확히 파악하고, 마음 챙김 식사를 하는 것이 중요하다.

진짜 배고픔일까, 가짜 배고픔일까?

무언가 먹고 싶다는 생각이 들 때는 잠시 멈춰서 스스로에게 질문해 본다. "정말로 배가 고픈가, 아니면 지금 불안하거나 심심해서 그런가?", "배에서 꼬르륵 소리가 나는가?", "특정 음식(주로 달고 짠 자극적인 음식)이 유독 당기는가?" 이러한 질문을 통해 우리는 진짜 배고픔과 가짜 배고픔을 구별할 수 있다.

구분	진짜 배고픔 (신체적 허기)	가짜 배고픔 (감정적 허기)
발생 시점	시간이 지나면서 서서히 배고픔이 느껴진다.	스트레스나 불안 등 특정 감정과 함께 갑작스럽게 찾아온다.
원인	몸이 생존에 필요한 실제 에너지원을 원할 때 발생한다.	스트레스, 불안, 외로움 같은 감정을 해소하기 위한 수단으로 발생한다.
음식 종류	특정 음식이 아니더라도 어떤 음식이든 먹어서 해결할 수 있다.	자극적인 특정 음식(치킨, 떡볶이 등)이 강하게 당긴다.
식사 후 느낌	배가 부르면 만족감을 느끼고 식사를 멈출 수 있다.	만족스럽지 않고, 이후 자책감이나 공허감을 느끼기 쉽다.
신체 반응	배에서 꼬르륵 소리가 나거나 속이 쓰릴 수 있다.	감정적 동요와 함께 나타나는 경우가 많다.

진짜 배고픔(신체적 허기)은 몸이 실제로 에너지가 필요할 때 느끼는 배고픔이다. 시간이 지남에 따라 서서히 배고픔이 느껴지며, 꼬르륵 소리가 나기도 한다. 특정 음식이 아니라 무엇을 먹어도 허기가 해소되며, 배가 부르면 만족감을 느낀다.

반면, 가짜 배고픔(감정적 허기)은 갑작스럽게 찾아오며, 감정적인 동요 상황에서 나타나기 쉽다. 주로 맵거나 달고 짠 자극적인 음식이 강하게 당기는 특징이 있다. 충분히 먹어도 만족스럽지 않고, 먹고 난 후에는 자책감과 공허감을 느끼는 경우가 많다.

진짜 배고픔과 가짜 배고픔을 구별하는 간단한 방법이 있다. 바로 브로콜리 테스트이다. 지금 배는 고픈데, 냉장고에 먹을 것이 브로콜리뿐이라고 가정해 보자. "그래도 배가 고프니 브로콜리라도 먹어야겠다."라는 생각이 든다면, 진짜 배고픔일 가능성이 크다. 반대로, "브로콜리는 먹기 싫다."라는 생각이 든다면, 감정적 허기일 가능성이 높다. 만약 브로콜리를 좋아한다면, 본인이 평소 선호하지 않는 다른 음식으로 바꿔서 적용하면 된다.

감정적 허기는 단순히 식습관의 문제가 아니라, 불안이나 스트레스 같은 감정을 음식으로 해소하려는 습관에서 비롯될 수 있다. 따라서 이를 극복하려면 먹는 것을 억지로 참는 것이 아니라, 자신의 감정을 알아차리고 건강하게 다스리는 연습이 필요하다. 이것이 바로 건강한 식습관을 만드는 마음 챙김의 중요한 부분이다.

감정적 배고픔을 다스리는 '잇큐' 식사법

마음 챙김 식사는 스트레스와 감정적 식습관을 관리하고, 음식과 건강한 관계를 맺도록 돕는 효과적인 방법이다. 한 연구에 따르면, 마음 챙김 식사 훈련을 받은 과체중 및 비만 여성 그룹은 대조군에 비해 코르티솔 수치가 유의미하게 감소했으며, 이는 복부 지방 감소와도 관련이 있었다. 또한, 마음 챙김 식사 훈련은 그렐린 수치를 낮춰 식욕 조절 호르몬의 균형을 맞추는 데 긍정적인 영향을 주는 것으로 나타났다. 이처럼 마음 챙김 식사는 단순한 식습관

개선을 넘어, 스트레스 관리와 호르몬 균형을 바로잡아 식욕 조절
과 체중 관리에 도움을 줄 수 있다.

심리학자 수잔 앨버스(Susan Albers)는 저서 《감정 식사(Eating
Mindfully)》에서 '잇큐(Eat.Q)' 식사법을 제안한다. 잇큐는 IQ(지능지수),
EQ(감성지수)처럼 음식과 감정의 관계를 다루는 능력을 의미하는
신조어다.

잇큐는 '순간의 감정에 휩쓸리지 않고 자신에게 이로운 음식을
선택하도록 돕는 내면의 힘'으로 정의할 수 있다. 즉, 음식에 대한
지식(열량, 영양 성분 등)을 자신의 감정 상태와 조화시켜 건강한 선택
을 내리는 '음식 지능' 또는 '식사 감성 지능'이라고 할 수 있다.

잇큐가 높은 사람은 감정적 허기에 쉽게 흔들리지 않는다. 예를
들어, 스트레스를 받거나 외로울 때 무심코 과자 봉지를 뜯는 대신,
자신의 감정을 먼저 알아차린다. 그리고 자극적인 음식 대신 다른
건강한 방법으로 자신을 위로할 줄 안다.

잇큐를 높이기 위해 수잔 앨버스가 제안하는 핵심 실천법은
'E.A.T.'라는 세 단계의 마음 챙김 과정으로 요약할 수 있다.

1) E – Embrace(감정 알아차리고 포용하기)

음식을 먹고 싶은 충동이 강하게 들 때, 즉각적으로 행동에 옮기
지 않고 잠시 멈추는 단계이다. 그리고 현재 자신이 느끼는 감정이

　알고리즘, 당신의 체중을 설계하다

무엇인지 솔직하게 들여다보고 이름을 붙여 보는 것이다.

"나는 지금 불안해서 뭔가 먹고 싶구나.", "오늘 회사에서 있었던 일 때문에 화가 나서 음식을 찾고 있구나.", "혼자 있으니 외로워서 입이 심심하구나."와 같이 자신의 진짜 감정을 객관적으로 인식하고 인정한다. 단순히 '스트레스를 받는다'가 아니라 더 구체적으로 감정을 파악하는 것이 중요하다.

2) A – Accept(감정 받아들이기)

자신의 감정을 알아차렸다면, 그다음은 그 감정을 비판하거나 억누르려 하지 말고 있는 그대로 받아들이는 단계이다. 감정적으로 먹으려는 자신을 자책할 필요는 전혀 없다.

"누구나 실연을 당하면 슬프지. 당연한 감정이야.", "중요한 발표를 앞두고 불안한 것은 자연스러운 일이야."와 같이 자신의 감정에 타당성을 부여하고 자신을 이해하는 태도를 갖는 것이 핵심이다. 감정을 나쁜 것으로 여기고 회피하려 할수록 음식에 대한 갈망은 더 커질 수 있다.

3) T – Turn(긍정적 대안으로 전환하기)

감정을 알아차리고 받아들여 한 발짝 떨어져 바라볼 힘이 생겼다면, 이제 음식이 아닌 다른 긍정적인 대안으로 관심을 돌리는 단계이다. 감정을 해소할 건강한 출구를 찾는 과정이다. 이때 자신만의 대안 활동 목록을 미리 만들어 두면 훨씬 효과적이다.

- **스트레스를 받을 때**: 따뜻한 차 마시기, 5분 명상하기, 좋아하는 음악 듣기
- **화가 날 때**: 빠른 걸음으로 산책하기, 베개 치기, 친구에게 전화해서 털어놓기
- **외로울 때**: 반려동물과 시간 보내기, 영화 보기, 온라인 커뮤니티에 글쓰기
- **지루할 때**: 미뤄 뒀던 방 정리하기, 새로운 취미 배우기, 책 읽기

결론적으로, 잇큐 식사법은 감정적 식사의 악순환을 끊기 위한 매우 현실적인 마음 챙김 도구이다. 음식에 손을 뻗기 전에 이 세 단계를 거치는 연습을 통해, 우리는 감정의 노예가 아니라 주인이 되어 몸과 마음이 진정으로 원하는 것을 선택하는 지혜를 기를 수 있다.

알고리즘, 당신의 체중을 설계하다

나의 디지털 습관 바로 알기 체크리스트 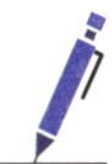

- ☑ **디지털 디톡스**: 불필요한 앱을 삭제하고, 꼭 필요한 앱의 알림은 모두 꺼 두었나?
- ☑ **디지털 디톡스**: 스마트폰 없이 보내는 시간을 위해 독서, 산책, 악기 연주 등 나만의 '대체 활동' 목록을 만들었나?
- ☑ **마음 챙김**: 아침에 눈을 뜨자마자 스마트폰을 보는 대신, 5분간 호흡에 집 중하며 하루를 시작했나?
- ☑ **감정적 허기**: 무언가 먹고 싶을 때, "정말로 배가 고픈가, 아니면 지금 불안 하거나 심심한가?"라고 스스로 질문하며 진짜 배고픔과 가짜 배고픔을 구 별했나?
- ☑ **감정적 허기**: 스트레스를 받을 때 음식을 찾는 대신, 산책을 하거나 친구 에게 전화하는 등 나만의 긍정적인 대안으로 감정을 다스렸나?

다음 이야기 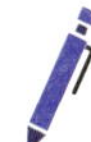

우리는 알고리즘을 이해하고, 환경을 설계하며, 감정을 조절하는 등 건강한 삶의 주도권을 되찾기 위한 모든 여정을 마쳤다. 그렇다면 이 싸움이 단지 개 인의 노력만으로 끝나도 괜찮은 걸까? 마지막으로 에필로그에서는 나의 건 강 주권을 넘어, 더 건강한 사회를 만들기 위한 우리 모두의 역할을 이야기하 며 긴 여정을 마무리하고자 한다.

나의 건강 주권을 넘어, 더 건강한 세상을 위해

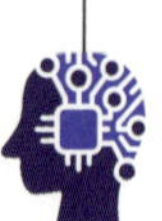

달라진 김 대리의 금요일 밤

석 달 전만 해도 마케팅팀 김 대리의 금요일 저녁은 늘 같은 패턴이었다. 고된 업무로 녹초가 된 몸을 소파에 던지고 스마트폰을 켜 인스타그램을 열었다. 피드를 무심코 내리던 중, 치즈가 폭포수처럼 흘러내리는 떡볶이 광고가 눈에 들어왔다. 잠시 후, 평소 구독하던 먹방 유튜버가 바로 그 떡볶이를 먹는 영상이 알고리즘의 추천으로 떴다. 결정타는 배달의민족 앱에서 보낸 깜짝 할인 쿠폰, "오늘 밤, 떡볶이 어떠세요?"라는 푸시 알림이었다.

잠시 후 거실 테이블 위에는 떡볶이와 튀김이 놓여 있었고, 김 대리는 넷플릭스 드라마를 보며 꾸역꾸역 음식을 먹고 있었다. 다음 날 아침, 그가 마주한 것은 퉁퉁 부은 얼굴과 더부룩한 속, 그리고 '어젯밤 내가 왜 그랬을까?' 하는 자책감이었다. 체중계의 숫자는 날로 늘어만 갔고, 건강 앱의 수면 점수는 매번 낙제점이었다.

하지만 이제, 김 대리의 금요일 저녁은 완전히 달라졌다.

밤 10시가 되면 스마트폰은 자동으로 '수면 모드'로 바뀐다. SNS 앱 아이콘은 흐릿해지고, 모든 알림은 조용히 멈춘다. 소파에 앉은 김 대리는 최근 읽던 소설책을 펼친다. 출출함이 느껴질 땐 배달 앱을 켜는 대신 부엌으로 가 미리 준비해 둔 방울토마토와 견과류를 꺼낸다.

스마트폰은 더 이상 그를 유혹하고 조종하는 주인이 아니다. 거실 테이블의 충전기 위에 조용히 놓인 채, 모차르트의 피아노곡을 재생하며 그의 휴식을 돕는 충실한 비서가 되었다.

김 대리는 지난 3개월을 돌아보았다. 처음에는 알림 없는 고요함과 텅 빈 시간을 견디는 게 낯설고 어색했다. 하지만 '밤 10시 이후 배달 앱 열지 않기'라는 작은 규칙 하나를 지키면서 모든 것이 달라지기 시작했다. 몸이 가벼워진 것도 좋았지만, 스스로 무언가를 선택하고 통제한다는 주도권을 되찾았다는 사실이 가장 기뻤다.

이 이야기는 특별한 의지를 가진 사람의 성공담이 아니다. 작은 변화가 큰 차이를 만들어 낼 수 있음을 보여 주는 사례이다. 우리는 더 이상 배달 앱의 야식 유혹이나 SNS 속 먹방 영상에 무기력하게 끌려다니지 않을 것이다. 대신, 디지털 세상이라는 거대한 뷔페에서 자극적인 디지털 정크 푸드를 지나쳐, 우리의 몸과 마음을 살리는 건강한 디지털 식단을 스스로 차려 낼 줄 아는 현명한 미식가가될 것이다.

그런데 우리가 매일 장을 보는 이 디지털 슈퍼마켓 자체가 우리의 건강보다는 기업의 단기적 이익을 위해 설계되었다면 어떨까? 마치 계산대 앞에는 늘 초콜릿과 탄산음료가 진열되어 있고, 신선식품 코너는 가장 안쪽에 있는 것처럼 말이다. 이제는 우리의 장바구니를 지키는 것을 넘어, 이 슈퍼마켓의 진열 방식을 바꾸는 시스템적인 변화가 필요할지도 모른다.

건강한 디지털 생태계를 위한 구체적인 시스템 전략

건강한 디지털 생태계를 조성하는 일은 우리 사회 전체의 건강과 웰빙에 직접적으로 영향을 미치는 중요한 과제이다. 이를 위해 디지털 생태계는 유해 콘텐츠를 차단하는 수준을 넘어, 사용자의 신체적 건강과 긍정적인 생활 습관 형성을 적극적으로 지원하는 방향으로 설계되어야 한다.

 알고리즘, 당신의 체중을 설계하다

플랫폼: 건강한 선택을 유도하는 설계자

디지털 플랫폼은 이제 단순한 도구가 아니라, 우리의 선택과 행동에 직접적인 영향을 미치는 환경 그 자체가 되었다. 이들의 역할은 해로운 정보를 차단하는 소극적 방어에서 나아가, 건강한 선택을 더 쉽고 매력적으로 만드는 넛지의 설계자가 되어야 한다. MIT 미디어랩과 마드리드 카를로스 3세 대학교의 연구에서 제안하듯, 알고리즘의 투명성을 높이고 편향을 줄이도록 해야 한다.

1) 건강 지향적 알고리즘과 콘텐츠 필터링

플랫폼은 사용자에게 도움이 되는 정보를 적극적으로 제공해야 한다.

- **건강 콘텐츠에 가중치 부여:** 공인된 영양학자, 의사, 운동 전문가 등 신뢰할 수 있는 출처의 건강 관련 콘텐츠를 알고리즘 상단에 노출하여 우선적으로 추천한다.
- **데이터 기반 맞춤형 추천:** 사용자의 식단 기록, 운동량, 생체 데이터를 분석하여 개인에게 꼭 맞는 영양 정보와 운동 프로그램을 추천하는 기능을 강화해야 한다. 인공지능 챗봇을 활용해서 사용자가 섭취한 음식의 열량을 즉시 계산하고, 건강 목표에 맞는 대체 식품을 제안하는 방식이 좋은 예이다.

게임 요소를 도입해 운동 동기를 부여하는 앱의 예

앱 이름	주요 게임 요소	설명
Zombies, Run!	스토리텔링, 미션, 보상	좀비가 창궐하는 세계관에서 달리면서 미션을 수행하고 물자를 수집하는 등 스토리를 경험하게 하여 운동에 재미와 긴장감을 더한다.
Nike Run Club	경쟁, 레벨, 리더 보드, 챌린지	달린 거리에 따라 레벨을 부여하고, 다른 사용자와 순위를 비교할 수 있는 리더 보드를 제공하여 경쟁심을 자극하고 동기를 부여한다.
Fitbit	배지, 챌린지, 리더 보드	목표 달성 시 배지를 수여하고, 친구들과 걸음 수 등으로 경쟁하는 챌린지를 제공하여 성취감과 지속적인 참여를 유도한다.
캐릭터 성장형 앱	캐릭터 육성, 보상	운동을 통해 포인트를 얻고, 이 포인트로 게임 캐릭터를 성장시키거나 새로운 아이템을 획득하는 방식으로 운동에 대한 보상을 시각적으로 제공한다.
스트릭 기능 앱	연속성, 성취감	매일 운동 목표를 달성하면 '스트릭'이 쌓이는 방식으로, 사용자가 쌓아 온 노력이 끊어지지 않도록 동기를 부여한다.

- **게이미피케이션(Gamification)으로 동기 부여:** 퀘스트, 챌린지, 소셜 순위표 등 게임 요소를 도입하면 건강 목표 달성을 즐겁게 만들 수 있다. 예를 들어, 친구와 함께 걷기 챌린지에 참여하고 목표 달성 시 가상 배지나 포인트를 얻게 하여 꾸준한 참여를 유도한다.

- **유해 콘텐츠 필터링 강화:** 단순 조회수나 시청 시간에만 의존하지 않고, 과식 조장이나 비과학적 다이어트 정보 같은 유해 키워드를 식별하여 확산을 제한해야 한다. 과도한 외모지상주의를 부추기는 콘텐츠를 걸러내고, 건강한 식습관 및 신체 활동

 알고리즘, 당신의 체중을 설계하다

을 장려하는 콘텐츠를 우선적으로 노출하도록 알고리즘을 설
계하는 것 또한 플랫폼의 책임이다.

2) 배달 앱 및 식품 플랫폼 UI/UX 개편

식품 관련 플랫폼은 사용자가 건강한 선택을 하도록 유도하는
방향으로 인터페이스를 개선해야 한다.

- **건강 식단 우선 노출 옵션**: 앱 설정에서 '건강 식단 우선' 옵션을
선택하면, 샐러드, 저염식 등 건강 메뉴와 관련 식당이 먼저 보
이도록 UI를 개편한다. 배달 주문 시, 샐러드 추가 같은 건강 옵
션을 기본값으로 제공하는 '헬시 넛지(Healthy Nudge)'도 효과적
이다.

- **직관적인 영양 정보 제공**: 메뉴 선택 화면에서 열량, 나트륨, 당류
함량을 신호등 색상(녹색, 황색, 적색)으로 시각화해 제공하면, 사
용자가 쉽게 영양 정보를 인지하고 더 건강한 메뉴를 선택하는
데 큰 도움이 된다.

정부: 공정한 규칙을 세우는 조정자

정부는 플랫폼이 상업적 이익을 넘어 사회적 책임을 다하도록
이끌고, 신뢰할 수 있는 정보를 제공함으로써 국민의 올바른 선택

을 돕는 역할을 해야 한다.

1) 법과 제도로 디지털 건강 증진 환경 구축

정부는 국민 건강 증진을 위한 명확한 법적·제도적 장치를 마련해야 한다.

- **온라인 식품 광고 규제:** 아동·청소년이 주로 이용하는 온라인 플랫폼에서 고열량·저영양 식품 및 당 함량이 높은 음료의 광고를 제한하는 법적 근거를 마련한다.

- **배달 앱의 영양 성분 표시 의무화:** 일정 규모 이상의 배달 앱 입점 업체는 메뉴의 영양 성분(열량, 나트륨 등)을 의무적으로 표시하도록 규정한다.

- **공식 인증 마크 및 지원 정책:** 정부가 인증한 신뢰성 높은 건강 관리 앱에 '공식 인증' 마크를 부여하고, 해당 앱 개발사에 세제 혜택이나 보조금을 지원하여 우수한 서비스 개발을 장려한다.

- **건강 인플루언서 가이드라인:** 의학적 근거가 부족한 허위·과장 건강 정보를 유포하는 인플루언서에 대한 제재 기준을 마련하고, 과학적 근거에 기반한 콘텐츠 제작을 권장하는 가이드라인을 제시한다.

　　　　　　　알고리즘, 당신의 체중을 설계하다

2) 데이터 활용과 캠페인으로 국민 건강 증진

정부는 공공 데이터를 적극적으로 활용하고, 효과적인 캠페인을 전개해야 한다.

- **공공 건강 데이터 포털 구축**: 식품의약품안전처, 국민건강보험공단 등 공공 기관의 정확한 건강·영양 정보를 누구나 쉽게 활용할 수 있도록 공개하여, 개발자들이 이를 기반으로 건강 증진 서비스를 개발할 수 있도록 지원한다.
- **데이터 기반 맞춤형 캠페인**: 비만율이 높은 지역이나 연령층 데이터를 분석하여, 이들이 주로 이용하는 디지털 플랫폼에 맞춤형 건강 정보와 캠페인을 집중적으로 노출한다.

사회: 건강한 문화를 만드는 실천자

궁극적으로 디지털 생태계를 변화시키는 가장 큰 힘은 사용자, 즉 우리 사회 구성원에게 있다. 정보를 비판적으로 받아들이고, 건강한 콘텐츠를 적극적으로 소비하며, 공동체적 노력을 통해 건강한 문화를 만들어 나가야 한다.

1) 디지털 헬스 리터러시 교육 강화

온라인 정보의 홍수 속에서 올바른 판단을 내릴 수 있는 능력이 필수적이다.

- **정규 교육과정 편입**: 초중고 교육과정에 디지털 헬스 리터러시를 포함하여, 온라인 건강 정보의 신뢰도를 판별하는 법, 알고리즘의 원리, 디지털 플랫폼의 상업적 속성 등을 체계적으로 교육해야 한다.
- **생애 주기별 맞춤 교육**: 노년층을 위한 복지관 스마트폰 교육, 학부모를 대상으로 한 자녀 지도 교육 등 세대별 눈높이에 맞춘 교육 프로그램을 전국적으로 확대한다.

2) 건강 지향적 커뮤니티 활성화 및 여론 형성

- **온·오프라인 연계 커뮤니티**: '우리 동네 걷기 모임', '건강 식단 공유 밴드' 등 지역 기반 건강 커뮤니티를 활성화하여 소속감과 동기를 부여한다.
- **건강한 요구 여론 형성**: 소비자들이 플랫폼에 '건강 식단 카테고리 신설', '영양 정보 표시 의무화' 등을 지속적으로 요구하는 소비자 운동을 전개하여 기업의 변화를 이끌어 내야 한다. 또한, '좋아요'와 공유를 통해 건강한 콘텐츠를 지지하고, 해로운 콘텐츠를 적극적으로 신고하는 문화를 정착시키는 것이 중요하다.

알고리즘, 당신의 체중을 설계하다

건강한 디지털 생태계는 어느 한 주체의 노력만으로는 만들어질 수 없다. 플랫폼은 책임감 있는 설계를 통해 건강한 선택지를 제공하고, 정부는 공정한 규칙과 신뢰할 수 있는 정보로 이를 뒷받침하며, 사회는 비판적 수용 능력과 공동체적 실천을 통해 건강한 디지털 문화를 뿌리내려야 한다.

﹡﹒﹡ 마치며

이 책에서 시작된 당신의 작은 변화는 결코 당신 한 사람의 건강에만 머무르지 않는다. 그 변화는 더 건강한 디지털 세상을 만드는 의미 있는 행동으로 확장될 것이다.

당신이 자극적인 먹방 대신 건강 레시피에 '좋아요'를 누를 때, 배달 앱 리뷰에 '건강한 메뉴가 더 많았으면 좋겠다'라는 의견을 남길 때, 불필요한 알림을 과감히 끄고 검증된 건강 앱을 선택하여 사용할 때, 우리는 단순한 소비자를 넘어 건강한 디지털 생태계를 만드는 설계자가 된다. 우리가 보내는 건강한 신호 하나하나가 모여 알고리즘을 재교육하고, 기업을 움직이며, 결국 사회의 규칙을 바꾼다.

우리가 아이들과 함께 온라인 광고의 진실에 관해 이야기하고,

건강한 미디어 소비 습관을 길러 가는 것은 우리 개인의 건강 주권을 지키는 일을 넘어, 미래 세대가 살아갈 디지털 세상을 위한 책임감 있는 설계에 동참하는 것이다. 이러한 변화는 절대 쉽지 않겠지만, 그 위대한 여정에 함께한 당신에게 큰 박수를 보낸다.

이제 선택은 우리의 몫이다. 작은 실천이 모여 큰 변화를 만든다. 우리는 기술에 끌려다니는 존재가 아니라, 기술의 편리함을 의도적으로 활용하고, 우리 삶을 주체적으로 설계하며, 더 나은 미래를 만들어 가는 창조자가 될 수 있다.

알고리즘, 당신의 체중을 설계하다

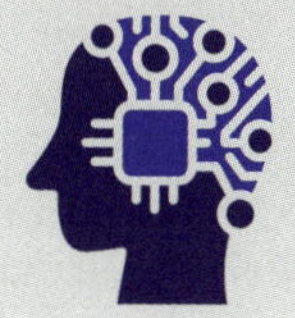

단행본

BJ 포그(김미정 옮김), 《습관의 디테일》, 흐름출판, 2020.

나카노 유키(장건희 옮김), 《사용자를 속여라! 다크패턴》, 책만, 2025.

니르 이얄(조자현 옮김), 《훅(Hooked)》, 유엑스리뷰, 2022.

대니얼 레비틴(김성훈 옮김), 《정리하는 뇌》, 와이즈베리, 2015.

대니얼 리버먼(왕수민 옮김), 《운동하는 사피엔스》, 프시케의숲, 2024.

로라 도즈워스, 패트릭 페이건(박선령 옮김), 《다크 넛지: 치밀하고 은밀한 알고리
즘의 심리 조작》, 포레스트북스, 2024.

리처드 탈러, 캐스 선스타인(이경식 옮김), 《넛지: 똑똑한 선택을 이끄는 힘》, 리더
스북, 2009.

마셜 밴 앨스타인, 상지트 폴 초더리, 제프리 파커(이현경 옮김), 《플랫폼 레볼루
션》, 부키, 2017.

박승준, 《내 몸의 설계자, 호르몬 이야기》, 청아출판사, 2022.

박승준, 《비만 권하는 사회에서 살아남기》, 청아출판사, 2024.

브라이언 완싱크(강대은 옮김), 《나는 왜 과식하는가》, 황금가지, 2008.

수잔 앨버스(강유리 옮김), 《감정 식사》, 생각속의집, 2018.

스콧 갤러웨이(이경식 옮김), 《플랫폼 제국의 미래》, 비즈니스북스, 2018.

스티븐 핑커(김한영 옮김), 《마음은 어떻게 작동하는가》, 동녘사이언스, 2007.

아리아나 허핑턴(정준희 옮김), 《수면 혁명》, 민음사, 2016.

안데르스 한센(김아영 옮김), 《인스타 브레인》, 동양북스, 2020.

애나 렘키(김두완 옮김), 《도파민네이션》, 흐름출판, 2022.

애덤 알터(홍지수 옮김), 《멈추지 못하는 사람들》, 부키, 2019.

유발 하라리(김명주 옮김),《넥서스》, 김영사, 2024.

찰스 두히그(강주헌 옮김),《습관의 힘》, 갤리온, 2012.

칩 히스, 댄 히스(안진환 옮김),《스위치》, 웅진지식하우스, 2010.

칼 뉴포트(김태훈 옮김),《디지털 미니멀리즘》, 세종서적, 2019.

크리스 블리클리(홍석윤 옮김),《알고리즘에 대한 거의 모든 것》, 자음과모음, 2024.

논문

고민정, 하경호.〈제주지역 젊은 성인의 배달 음식 섭취 실태와 식생활 및 비만과의 연관성〉,《Journal of Nutrition and Health》, vol. 57, no. 3, 2024, pp. 336–348.

남하얀, 정복미.〈20세 이상 성인의 먹방 시청 시간에 따른 식행동 비교 연구〉,《대한지역사회영양학회지》, 제26권 2호, 2021, pp. 93–102.

Besedovsky, L., et al. "The Sleep-Immune Crosstalk in Health and Disease." *Physiological Reviews*, vol. 99, no. 3, 2019, pp. 1325-1380.

Buxton, O. M., et al. "Sleep restriction for 1 week reduces insulin sensitivity in healthy men." *Diabetes*, vol. 59, no. 9, 2010, pp. 2126-2133.

Chang, A. M., et al. "Evening use of light-emitting eReaders negatively affects sleep, circadian timing, and next-morning alertness." *Proceedings of the National Academy of Sciences of the United States of America*, vol. 112, no. 4, 2015, pp. 1232-1237.

Chaput, J. P., et al. "The role of insufficient sleep and circadian misalignment in obesity." *Nature Reviews Endocrinology*, vol. 19, no. 2, 2023, pp. 82-97.

Christensen, M. A., et al. "Direct Measurements of Smartphone Screen-Time: Relationships with Demographics and Sleep." *PLoS ONE*, vol. 11, no. 11, 2016, p. e0165331.

Cooper, C. B., et al. "Sleep deprivation and obesity in adults: a brief narrative review." *BMJ Open Sport & Exercise Medicine*, vol. 4, no. 1, 2018, p. e000392.

Cutler, D. M., et al. "Why Have Americans Become More Obese?" *Journal of Economic Perspectives*, vol. 17, no. 3, 2003, pp. 93-118.

Daubenmier, J., et al. "Mindfulness Intervention for Stress Eating to Reduce Cortisol and Abdominal Fat among Overweight and Obese Women: An Exploratory Randomized Controlled Study." *Journal of Obesity*, 2011, p. 651936.

Ducrot, P., et al. "Meal planning is associated with food variety, diet quality and body weight status in a large sample of French adults." *International Journal of Behavioral Nutrition and Physical Activity*, vol. 14, no. 1, 2017, p. 12.

Duraccio, K. M., et al. "Sleep extension and cardiometabolic health: what it is, possible mechanisms and real-world applications." *The Journal of Physiology*, vol. 602, no. 23, 2024, pp. 6571-6586.

Farr, O. M., et al. "Central nervous system regulation of eating: Insights from human brain imaging." *Metabolism*, vol. 65, no. 5, 2016, pp. 699-713.

Fransson, A., et al. "Addiction-Like Mobile Phone Behavior - Validation and Association With Problem Gambling." *Frontiers in Psychology*, vol. 9, 2018, p. 655.

Freeman, D., et al. "Sleep disturbance and psychiatric disorders." *The Lancet Psychiatry*, vol. 7, no. 7, 2020, pp. 628-637.

Garcia, L., et al. "Non-occupational physical activity and risk of cardiovascular disease, cancer and mortality outcomes: a dose-response meta-analysis of large prospective studies." *British Journal of Sports Medicine*, vol. 57, no. 15, 2023, pp. 979-989.

Gardner, B., et al. "Making health habitual: the psychology of 'habit-formation' and general practice." *British Journal of General Practice*, vol. 62, no. 605, 2012, pp. 664-666.

Gradisar, M., et al. "The sleep and technology use of Americans: findings from the National Sleep Foundation's 2011 Sleep in America poll." *Journal of Clinical Sleep Medicine*, vol. 9, no. 12, 2013, pp. 1291-1299.

Greer, S. M., et al. "The impact of sleep deprivation on food desire in the human brain." *Nature Communications*, vol. 4, 2013, p. 2259.

Hamer, Mark, and Yawen Chida. "Walking and primary prevention: a meta-analysis of prospective cohort studies." *British Journal of Sports Medicine*, vol. 42, no. 4, 2008, pp. 238-243.

Han, S. H., et al. "Impact of Short Sleep Duration on the Incidence of Obesity and Overweight among Children and Adolescents." *Medicina*, vol. 58, no. 8, 2022, p. 1037.

Hanlon, E. C., et al. "Sleep Restriction Enhances the Daily Rhythm of Circulating Levels of Endocannabinoid 2-Arachidonoylglycerol." *Sleep*, vol. 39, no. 3, 2016, pp. 653-664.

Hjetland, G. J., et al. "How and when screens are used: comparing different screen activities and sleep in Norwegian university students." *Frontiers in Psychiatry*, vol. 16, 2025, p. 1548273.

Huang, T., et al. "Mobile phone dependency and sleep quality in college students during COVID-19 outbreak: the mediating role of bedtime procrastination and fear of missing out." *BMC Public Health*, vol. 23, no. 1, 2023, p. 1200.

Johnson, E. J., and D. Goldstein. "Medicine. Do defaults save lives?" *Science*, vol. 302, no. 5649, 2003, pp. 1338-1339.

Kanoski, S. E., and K. N. Boutelle. "Food cue reactivity: Neurobiological and behavioral underpinnings." *Reviews in Endocrine and Metabolic Disorders*, vol. 23, no. 4, 2022, pp. 683-696.

Kinsella, J. E., and B. N. Chin. "Mechanisms Linking Social Media Use and Sleep in Emerging Adults in the United States." *Behavioral Sciences*, vol. 14, no. 9, 2024, p. 794.

Lara-Castor, L., et al. "Burdens of type 2 diabetes and cardiovascular disease attributable to sugar-sweetened beverages in 184 countries." *Nature Medicine*, vol. 31, no. 2, 2025, pp. 552-564.

Lobo, L., et al. "The History and Philosophy of Ecological Psychology." *Frontiers in Psychology*, vol. 9, 2018, p. 2228.

Longo, V. D., and S. Panda. "Fasting, Circadian Rhythms, and Time-Restricted Feeding in Healthy Lifespan." *Cell Metabolism*, vol. 23, no. 6, 2016, pp. 1048-1059.

Manafi Anari, F., and S. Eghtesadi. "The Relationship Between Watching Mukbang (Eating Show), Eating Behaviors, and Anthropometric Parameters in Iranian Female Students." *Journal of Research in Health Sciences*, vol. 23, no. 1, 2023, p. e00574.

McDonough, D. J., et al. "Effects of a remote, YouTube-delivered exercise intervention on young adults' physical activity, sedentary behavior, and sleep during the COVID-19 pandemic: Randomized controlled trial." *Journal of Sport and Health Science*, vol. 11, no. 2, 2022, pp. 145-156.

Méjean, C., et al. "Influence of food preparation behaviors on 5-year weight change and obesity risk in a French prospective cohort." *International Journal of Behavioral Nutrition and Physical Activity*, vol. 15, no. 1, 2018, p. 120.

Oh, H., and A. H. Taylor. "A brisk walk, compared with being sedentary, reduces attentional bias and chocolate cravings among regular chocolate eaters with different body mass." *Appetite*, vol. 71, 2013, pp. 144-149.

Okawara, M., et al. "Health and Work Performance Consequences of Working From Home Environment: A Nationwide Prospective Cohort Study in Japan." *Journal of Occupational and Environmental Medicine*, vol. 65, no. 4, 2023, pp. 277-283.

Oliveira, J. L. C., et al. "Fear of Missing Out Syndrome and its Impact on Sleep Quality in Medical Students: A Cross-sectional Study." *Sleep Science*, vol. 17, no. 3, 2024, pp. e227-e234.

Paluch, A. E., et al. "Prospective Association of Daily Steps With Cardiovascular Disease: A Harmonized Meta-Analysis." *Circulation*, vol. 147, no. 2, 2023, pp. 122-131.

Park, S., et al. "Association between watching eating broadcast 'Mukbang and Cookbang' and body mass index status in South Korean adolescents stratified by gender." *Nutrition Journal*, vol. 23, no. 1, 2024, p. 43.

Parretti, H. M., et al. "Efficacy of water preloading before main meals as a strategy for weight loss in primary care patients with obesity: RCT." *Obesity*, vol. 23, no. 9, 2015, pp. 1785-1791.

Quan, M., et al. "Walking pace and the risk of stroke: A meta-analysis of prospective cohort studies." *Journal of Sport and Health Science*, vol. 9, no. 6, 2020, pp. 521-529.

Rihm, J. S., et al. "Sleep Deprivation Selectively Upregulates an Amygdala-Hypothalamic Circuit Involved in Food Reward." *The Journal of Neuroscience*, vol. 39, no. 5, 2019, pp. 888-899.

Shen, Y. C., et al. "Roles of Neuropeptides in Sleep-Wake Regulation." *International Journal of Molecular Sciences*, vol. 23, no. 9, 2022, p. 4599.

Silvani, M. I., et al. "The influence of blue light on sleep, performance and wellbeing in young adults: A systematic review." *Frontiers in Physiology*, vol. 13, 2022, p. 943108.

Simon, K. C., et al. "The functions of sleep: A cognitive neuroscience perspective." *Proceedings of the National Academy of Sciences of the United States of America*, vol. 119, no. 44,

2022, p. e2201795119.

Sohn, S. Y., et al. "The Association Between Smartphone Addiction and Sleep: A UK Cross-Sectional Study of Young Adults." *Frontiers in Psychiatry*, vol. 12, 2021, p. 629407.

Sondrup, N., et al. "Effects of sleep manipulation on markers of insulin sensitivity: A systematic review and meta-analysis of randomized controlled trials." *Sleep Medicine Reviews*, vol. 62, 2022, p. 101594.

Taheri, S., et al. "Short sleep duration is associated with reduced leptin, elevated ghrelin, and increased body mass index." *PLoS Medicine*, vol. 1, no. 3, 2004, p. e62.

Takei, K., et al. "Acceptability of Physical Therapy Combined with Nintendo Ring Fit Adventure Exergame for Geriatric Hospitalized Patients." *Games for Health Journal*, vol. 13, no. 1, 2024, pp. 33-39.

Versace, F., et al. "The reality of 'food porn': Larger brain responses to food-related cues than to erotic images predict cue-induced eating." *Psychophysiology*, vol. 56, no. 4, 2019, p. e13309.

Vosoughi, S., et al. "The spread of true and false news online." *Science*, vol. 359, no. 6380, 2018, pp. 1146-1151.

Wang, M., et al. "Pleasure of paying when using mobile payment: Evidence from EEG studies." *Frontiers in Psychology*, vol. 13, 2022, p. 1004068.

Wansink, Brian, et al. "The office candy dish: proximity's influence on estimated and actual consumption." *International Journal of Obesity*, vol. 30, no. 5, 2006, pp. 871-875.

Warren, J. M., et al. "A structured literature review on the role of mindfulness, mindful eating and intuitive eating in changing eating behaviours: effectiveness and associated potential mechanisms." *Nutrition Research Reviews*, vol. 30, no. 2, 2017, pp. 272-283.

Wong, P. M., et al. "Shorter sleep duration is associated with decreased insulin sensitivity in healthy white men." Sleep, vol. 38, no. 2, 2015, pp. 223-231.

Yin, M., et al. "Exercise snacks are a time-efficient alternative to moderate-intensity continuous training for improving cardiorespiratory fitness but not maximal fat oxidation in inactive adults: a randomized controlled trial." *Applied Physiology, Nutrition, and Metabolism*, vol. 49, no. 7, 2024, pp. 920-932.

Yu, D. J., et al. "The Impact of Social Media Use on Sleep and Mental Health in Youth: a Scoping Review." *Current Psychiatry Reports*, vol. 26, no. 3, 2024, pp. 104-119.

Zeeni, N., et al. "Exposure to Instagram junk food content negatively impacts mood and cravings in young adults: A randomized controlled trial." *Appetite*, vol. 195, 2024, p. 107209.

웹 사이트

"A research study analyzes the influence of algorithms on online publicity and advertising." DiCYT, www.dicyt.com/news/a-research-study-analyzes-the-influence-of-algorithms-on-online-publicity-and-advertising.

"Addiction Statistics." AddictionHelp, www.addictionhelp.com/social-media-addiction/statistics/.

"Affordance." Wikipedia, Wikimedia Foundation, en.wikipedia.org/wiki/Affordance.

"Algorithmic bias." IBM, www.ibm.com/kr-ko/think/topics/algorithmic-bias.

"Burdens of type 2 diabetes and cardiovascular disease attributable to sugar-sweetened beverages in 184 countries." Nature Medicine, vol. 31, no. 2, 2025, pp. 552-564. doi:10.1038/s41591-024-03345-4.

"Bedtime Procrastination." Wikipedia, Wikimedia Foundation, en.wikipedia.org/wiki/Bedtime_procrastination.

"CEO Guide to Baemin Usage." Baemin, ceo.baemin.com/guide/11746.

"Convenience Retailers Push Engagement Envelope." CSNews, 25 Aug. 2025, csnews.com/convenience-retailers-push-engagement-envelope.

"Delivery apps could help fight obesity by boosting low-calorie options." The Guardian, 18 May 2023, www.theguardian.com/society/2023/may/18/delivery-apps-could-help-fight-obesity-by-boosting-low-calorie-options-says-study.

"Ethical Aspects." Universidad Carlos III de Madrid, www.uc3m.es/ss/Satellite/LogoHRS4R/en/TextoMixta/1371350695051/Ethical_Aspects.

     알고리즘, 당신의 체중을 설계하다

"Final Report on Digital Behavioral Science." KCC, www.kcc.go.kr/user.do?mode=view&page=A02060100&dc=K02060100&boardId=1027&boardSeq=65111.

"Food cue reactivity: Neurobiological and behavioral underpinnings." Reviews in Endocrine and Metabolic Disorders, vol. 23, no. 4, 2022, pp. 683-696. doi:10.1007/s11154-022-09724-x.

"Food delivery data from Yogiyo." Yogiyo, partner.yogiyo.co.kr/content/view/%EC%B0%9C-%EA%B8%B0%EB%8A%A5%EC%9D%98-%EC%A4%91%EC%9A%94%EC%84%B1.

"Health and Work Performance Consequences of Working From Home Environment: A Nationwide Prospective Cohort Study in Japan." Journal of Occupational and Environmental Medicine, vol. 65, no. 4, 2023, pp. 277-283. doi:10.1097/JOM.0000000000002771.

"How does Netflix use AI to personalize recommendations?" The Product Space, 14 Aug. 2025, theproductspace.substack.com/p/how-does-netflix-use-ai-to-personalize.

"How does social media affect sleep?" Sleep Foundation, www.sleepfoundation.org/sleep-news/how-does-social-media-affect-sleep.

"How Sleep Works: Sleep and Social Media." Sleep Foundation, www.sleepfoundation.org/how-sleep-works/sleep-and-social-media.

"IKEA launches 'Sleep Uncovered' report." IKEA Korea, www.ikea.com/kr/ko/newsroom/corporate-news/ikea-sleep-uncovered-pubc656f080/.

"Location-Based Push Notifications: The Ultimate Guide." SmartPush.ai, www.smartpush.ai/blog/location-based-push-notifications/.

"Luxury goods market trends in Korea." Newstomato, 26 June 2024, www.newstomato.com/ReadNews.aspx?no=1254952.

"Neuroscience Profile: Charles Spence." University of Oxford, www.neuroscience.ox.ac.uk/research-directory/charles-spence.

"New Data on Push Notification CTRs." Andrew Chen's Blog, andrewchen.co/new-data-on-push-notification-ctrs-shows-the-best-apps-perform-4x-better-than-the-worst-heres-why-guest-post/.

"Pew Research Survey on Teenagers and Social Media." Associated Press, apnews.com/
article/teenagers-social-media-internet-pew-survey-02defc5b53dc4216da1e
fa63c82a30af.

"Physical activity's impact on cancer." Korea Food and Drug News, 25 Apr. 2024,
www.kfdn.co.kr/67224.

"Pioneer of Personalized Advertising: Target." Time, 17 Feb. 2012, techland.time.
com/2012/02/17/how-target-knew-a-high-school-girl-was-pregnant-
before-her-parents/.

"Posco Future M Report." Posco, 2022, www.poscochemical.com/resources/
file/2022poscofuturem.pdf.

"Prospective Association of Daily Steps With Cardiovascular Disease: A Harmonized
Meta-Analysis." Circulation, vol. 147, no. 2, 2023, pp. 122-131.
doi:10.1161/CIRCULATIONAHA.122.061288.

"Ready, Set, Binge: More Than 8 Million Viewers Binge Race Their Favorite Series."
Netflix, 11 Oct. 2017, about.netflix.com/ko/news/ready-set-binge-more-
than-8-million-viewers-binge-race-their-favorite-series.

"Retargeting Ads: What is Retargeting?" Criteo, 12 Aug. 2025, www.criteo.com/
insights/retargeting/.

"Screen Time's Effect on the Brain." Harvard Medical School, hms.harvard.edu/news-
events/publications-archive/brain/screen-time-brain.

"Social media use and suicidal thoughts." The Washington Post, 30 June 2025, www.
washingtonpost.com/wellness/2025/06/30/cellphone-addiction-social-
media-suicidal-thoughts/.

"Starbucks Leverages Location Intelligence to Drive Mobile Engagement and Sales."
Omni Talk, 9 June 2025, omnitalk.blog/2025/06/09/starbucks-leverages-
location-intelligence-to-drive-mobile-engagement-and-sales/.

"Study reveals Americans are delaying sleep to reclaim personal time." WBIW, 19 May
2025, www.wbiw.com/2025/05/19/study-reveals-americans-are-delaying-
sleep-to-reclaim-personal-time/.

"The Delboeuf illusion: Why expanding dinner plates are expanding our waistlines."

Food Navigator USA, 18 Jan. 2012, www.foodnavigator-usa.com/
Article/2012/01/18/The-Delboeuf-illusion-Why-expanding-dinner-plates-
are-expanding-our-waistlines/.

"The High Cost of Easy Payments." Wired, 3 Mar. 2011, www.wired.com/2011/03/
the-high-cost-of-easy-payments/.

"The Paradox of Choice." New Yorker, 1 Mar. 2004, www.newyorker.com/
magazine/2004/03/01/select-all.

"The Paradox of Choice." Wikipedia, Wikimedia Foundation, en.wikipedia.org/wiki/
The_Paradox_of_Choice.

"The role of social proof in mobile app conversion rates." Moldstud, 2023, moldstud.
com/articles/p-the-role-of-social-proof-in-mobile-app-conversion-rates.

"The spread of true and false news online." Science, vol. 359, no. 6380, 2018, pp.
1146-1151. doi:10.1126/science.aap9559.

"The truth behind YouTube's dislike button." Wired, 18 Sept. 2023, www.wired.com/
story/youtube-dislike-button-mozilla-research/.

"Understanding Micro-Moments." HubSpot, blog.hubspot.com/marketing/micro-
moments.

"Using credit cards increases pleasure purchasing." MIT Sloan School of Management,
16 Mar. 2021, mitsloan.mit.edu/ideas-made-to-matter/credit-cards-
increase-pleasure-purchasing.

"Walking pace and the risk of stroke: A meta-analysis of prospective cohort studies."
Journal of Sport and Health Science, vol. 9, no. 6, 2020, pp. 521-529.
doi:10.1016/j.jshs.2019.09.005.

"When Light Has You Singing the Blues." Harvard Gazette, 25 Sept. 2003, news.
harvard.edu/gazette/story/2003/09/when-light-has-you-singing-the-
blues/.

"Why do people eat when they aren't hungry?" EurekAlert!, 23 May 2023, www.
eurekalert.org/news-releases/989645.

"Why Retargeting is Important." WordStream, 13 Mar. 2017, www.wordstream.com/
blog/ws/2017/03/13/retargeting-ads.

"공공데이터포털: 소비데이터." 공공데이터포털, www.data.go.kr/data/3043716/fileData.do.

"기존 운동에 대한 흥미 저하." 에브리데일리 뉴스, 13 Mar. 2025, wowtale.net/2025/03/13/238334/.

"수면 부족이 정신건강에 미치는 영향." 동아닷컴, 12 Mar. 2025, www.donga.com/news/Society/article/all/20250312/131189250/1.

"앱 알림이 수면 방해." 대한수면연구학회, www.thensf.org/screen-use-disrupts-precious-sleep-time/.

"온라인 쇼핑몰 리뷰의 특징." 사이언스온, scienceon.kisti.re.kr/srch/selectPORSrchTrend.do?cn=SCTM00167075.

"인공지능 리포트." AI Matters, 2023, aimatters.co.kr/news-report/ai-report/2943/.

"잠을 통제하고 싶어 하는 사람들." 메디컬투데이, 17 Mar. 2025, mdtoday.co.kr/news/view/1065585902409691.

"추천 시스템과 알고리즘." ACM Digital Library, 18 Jan. 2019, dl.acm.org/doi/abs/10.1145/3290605.3300724.

"커피업계의 디지털 전략." 전자신문, 15 Sep. 2023, www.etnews.com/20230915000150.

"코로나 이후의 식습관." 한국식품의약품안전처, 25 Apr. 2024, www.kfdn.co.kr/67224.

"한국인이 가장 좋아하는 음료." 메조미디어, 2025, lib.mezzomedia.co.kr/newsletter/202505/01_MezzoMedia_2025_Target_Report_2029.pdf.

"IT 기술과 수면의 상관관계." 한국보건산업진흥원, www.khidi.or.kr/board/view?linkId=48729270&menuId=MENU02200.

"푸드테크와 건강식." 조선일보, 1 Jan. 2021, www.chosun.com/economy/tech_it/2021/01/01/IYRYZY6L45GVFB6IUKDDGDRLHY/.

"유튜브 쇼츠, 1000만 시대." 조선일보, 19 Oct. 2015, www.chosun.com/site/data/html_dir/2015/10/19/2015101902321.html.

"인공지능이 만든 맞춤형 광고." 시사저널, 15 July 2023, www.sisajournal.com/news/articleView.html?idxno=269185.

"SNS 중독 위험성." 동아닷컴, 21 Apr. 2023, www.donga.com/news/Economy/article/all/20230421/118954072/1.

"청소년의 수면과 SNS." 연합뉴스, 11 Nov. 2020, www.yna.co.kr/view/AKR20201111119700030.

"마케팅 효과와 소비자 행동." 이투데이, 12 May 2017, www.etoday.co.kr/news/view/1278843.

"유럽 온라인 쇼핑." 이투데이, 29 Dec. 2023, www.etoday.co.kr/news/view/1999242.

"수면과 비만." 국민건강보험공단, www.kfdn.co.kr/67224.

"온라인 게임과 중독." 이투데이, 12 May 2017, www.etoday.co.kr/news/view/1278843.

"푸드테크와 건강식." 조선일보, 1 Jan. 2021, www.chosun.com/economy/tech_it/2021/01/01/IYRYZY6L45GVFB6IUKDDGDRLHY/.

"대국민 소비패턴 데이터." 공공데이터포털, www.data.go.kr/data/3043716/fileData.do.

"AI에 대한 인식." AI Matters, 2023, aimatters.co.kr/news-report/ai-report/2943/.

"IT 기술의 사회적 영향." ACM Digital Library, 25 Dec. 2015, dl.acm.org/doi/10.1145/2843948.

"식습관 변화." 한국식품안전관리인증원, www.khidi.or.kr/board/view?linkId=48729270&menuId=MENU02200.

"청소년의 수면과 SNS." 연합뉴스, 11 Nov. 2020, www.yna.co.kr/view/AKR20201111119700030.

"AI와 소비자 행동." 이투데이, 29 Dec. 2023, www.etoday.co.kr/news/view/1999242.

"AI가 만든 맞춤형 광고." 시사저널, 15 July 2023, www.sisajournal.com/news/articleView.html?idxno=269185.

"푸드테크와 건강식." 조선일보, 1 Jan. 2021, www.chosun.com/economy/tech_it/2021/01/01/IYRYZY6L45GVFB6IUKDDGDRLHY/.

"SNS 중독 위험성." 동아닷컴, 21 Apr. 2023, www.donga.com/news/Economy/
　　article/all/20230421/118954072/1.

"수면 부족이 정신건강에 미치는 영향." 동아닷컴, 12 Mar. 2025, www.donga.com/
　　news/Society/article/all/20250312/131189250/1.

"커피 업계의 디지털 전략." 전자신문, 15 Sep. 2023, www.etnews.
　　com/20230915000150.

"대국민 소비 패턴 데이터." 공공데이터포털, www.data.go.kr/data/3043716/
　　fileData.do.

영화

〈소셜 딜레마(The Social Dilemma)〉, Directed by Jeff Orlowski, Exposure Labs, 2020,
　　Netflix, www.netflix.com/title/81254224.

알고리즘, 당신의 체중을 설계하다

초판 1쇄 인쇄 · 2025. 12. 20.
초판 1쇄 발행 · 2025. 12. 30.

—

지은이　박승준
발행인　이상용 · 이성훈
발행처　청아출판사
출판등록　1979. 11. 13. 제9-84호
주소　경기도 파주시 회동길 363-15
대표전화　031-955-6031
팩스　031-955-6036
전자우편　chungabook@naver.com

—